中医经典古籍集成（影印本）

本草求原（中）

清·赵其光 撰

李剑 张晓红 选编

SPM
南方出版传媒
广东科技出版社
·广州·

图书在版编目（CIP）数据

本草求原：全3册／（清）赵其光撰．—影印本．—广州：广东科技出版社，2018.4
（中医经典古籍集成）
ISBN 978-7-5359-6897-5

Ⅰ．①本…　Ⅱ．①赵…　Ⅲ．①本草—研究—中国—清代　Ⅳ．①R281.3

中国版本图书馆CIP数据核字（2018）第045857号

本草求原（中）
BENCAO QIUYUAN（ZHONG）

责任编辑：吕　健　苏北建
封面设计：林少娟
责任校对：吴丽霞
责任印制：彭海波
出版发行：广东科技出版社
（广州市环市东路水荫路11号　邮政编码：510075）
http：//www.gdstp.com.cn
E-mail：gdkjyxb@gdstp.com.cn（营销）
E-mail：gdkjzbb@gdstp.com.cn（编务室）
经　　销：广东新华发行集团股份有限公司
印　　刷：广州一龙印刷有限公司
（广州市增城区荔新九路43号1幢自编101房　邮政编码：511340）
规　　格：889mm×1 194mm　1/32　印张13.125　字数262.5千
版　　次：2018年4月第1版
2018年4月第1次印刷
定　　价：328.00元（上、中、下）

清·赵其光 撰

本草求原

（卷四至卷十五）

据广州中医药大学图书馆馆藏清道光二十八年（一八四八年）戊申远安堂刻本影印

本草求原卷四

蔓草

吐絲子辛平而甘得金土之氣味無根而延生樹上有陰陽交感之機又初夏生蔓初秋結寔是感浮陽以生而歸于降收之陰者也子更多脂有類人精故能益肺脾氣以生精兼交心腎同陽藥則益腎氣以強陰同陰藥則益腎精以填髓堅筋骨去莖中寒精自出溺有餘瀝虛冷腰痛膝冷益腎氣之功治口苦燥渴消癉熱中尿數不禁大便秘痿軟令人肥健補精之效治健忘遺濁

交心腎之机續絶傷吐絲不斷之能聰耳明目并肝臟虛風疝痔補腎以滋肝之功其汁可去面䵳多脂滑澤之故同參地治陽氣虛氣逆加沉香思慮傷心腎眞陽不固淋瀝遺濁以吐絲交通上下茯神導心歸腎石蓮補坎塡离同牛七酒煑爲九治腰膝痛麻無力本不助相火然腎多火則忌淘去泥稗酒浸一宿研作餅焙干用

覆盆子　甘酸化陰生血微溫升木中少火之元氣益腎中氣血以固精補肝虛以明目起陽痿縮小便服之當覆溺器故名安

五藏強志倍力令人多子治虛勞勞倦肝腎氣虛惡寒氣逆咳嗽烏髭髮精足則氣盛氣盛則精盈此物補腎陽而不燥滋精血而不滯隨其所主而佐之可也同蜜爲膏治肺氣虛寒近世多僞惟秦產上圓平底似覆盆以酒浸之去皮及心用細子烏赤色者真淘淨晒干酒蒸用

葉絞汁滴目中出目中弦虫除膚赤收濕止淚

使君子

殼紅仁白夏花秋寔氣溫味甘由火歸土以含金用故健脾胃除虛熱之濕以殺虫凡殺虫藥多苦辛傷胃唯此與榧子甘而益胃每月上旬虫頭向上食之則虫死虫亦脾胃濕熱所化也治五

痔。便濁。瀉痢。瘡癬。皆濕熱爲病爲益脾胃要藥。得蘆薈蕪荑滑石朴橘麥牙治一切痔疾。同蘆薈米飲下治脾痔。去殼用仁鮮者良亦可煨食忌飲熱茶犯之作瀉。

木鼈子 有二種有殼者曰土木鼈生必雌雄相配而後結子苦温而甘故能通達陰陽流行經絡之血鬱壅熱消一切癰腫折傷瘤癧乳癰醋磨塗痔痛肛腫唾調搽止腰痛痔積痞塊皆濕熱所客之病追毒生肌起倒睫拳毛搗爛帛包塞鼻并一切寒濕鬱熱而爲痛風

癱瘓行痺痿厥脚氣攣症鶴膝皆筋脉骨節血不流行之病　同胡連末入雞旦內調蒸食　同欵冬末焚烟吸之治肺虛久嗽侯吐涎後服補肺藥和麵燒餅熱覆臍上冷卽易之治噤口痢　但有毒外用最宜內服宜慎或曰無毒故古方輕脚九飛步九等多用之　山張狠亦名土鱉此則核扁如鱉故名

番木鱉又名牛銀無殼苦寒大毒主傷寒熱病咽喉痺痛消痞塊并含之嚥汁或磨水含嚥斑瘡入目同輕粉青木香氷射

為末。左目吹右耳。右目吹左耳。跌打止痛。去毛油炒枯為末服能抵杖。又名馬前。色白。能毒犬。犬大熱。此大寒。相反而相激則死。

馬兜鈴　苦、達火。辛降肺大腸氣。寒、清肺熱。氣由火以達歸金水以下行。治肺中濕熱。聲音不清。痰喘咳嗽。補肺散用之熱清氣降。肺自安也。若崇一于補。適以助火益壅。故用以佐糯米阿膠之補肺。血痔瘻瘡。肺移熱于大腸所致清藏熱則府熱亦清。治水腫。肺降則水行宜单服。吐蛇蠱毒。一味濃煎服探吐。小兒痲疹內陷。喘滿聲瘖。宜加用之。與肺熱痰結皆有虛寔宜于補瀉主治中加之。肺冷痰滯。宜理中者勿用。去筋膜取子。微炒用。薰痔瘻亦妙。

五味子　具五色。花黃白，子生青熟紫，久變黑。備五味。皮肉甘酸，核辛苦，俱鹹。酸特重。氣又溫。故本經止言酸溫。無毒。是禀東方生長之氣。而精于木。辛溫以遂木氣。發榮而引腎氣上交于肺。酸鹹以斂木氣歸根。即收肺氣還元于腎。故主益氣。上下升降，則生生不息之氣自益。欬逆上氣。腎不交肺，木挾火而凌金，則肺氣耗散而上逆。勞傷羸瘦。金匱曰：虛勞諸不足，風氣百疾。言風氣通于肝，人之所以生也。肝病必下竦腎水，上敵肺金，煩勞則張，為精絕，為內爍，為陰痿。補不足。升降不息，則五藏相生，皆受其補。強陰。益男子精。核形似腎，辛溫暖水，故強陰；入口生津，津液內固，則精足。為咳嗽要藥。凡風寒咳嗽，合干姜、細辛，入于香蘇散等劑。

有水飲加桑白葶藶傷暑咳嗽。同細辛干姜五味入于六一散傷燥咳嗽。同上三味加黃芩阿膠入于瀉白散勞傷咳嗽。同姜辛味入六君子腎水虛嗽同冬、味蛤蚧入六味丸腎火虛嗽同姜辛味入真武湯後服八味丸久嗽喘促。脉浮虛。按之弱如葱葉者。天水不交也。同姜辛味阿膠天冬入四君子皆用之。先賢多疑外感用早。恐其收氣太驟。不知仲景傷寒咳喘。小青龍湯亦用之。然必合細辛干姜以升發風寒。用此以斂之。則升降靈而咳嗽自止。從無舍干姜而單取五味以治欬嗽者。丹溪又謂其收肺氣之耗散。即能除熱。潛江亦謂其滋肺以除熱。補腎以暖水。而聯屬心腎。凡嗽在黃昏。是虛火浮入肺中。忌用寒涼。止宜重用五味以歛降此。則不合干姜而合炒麥冬者也。又止虛汗。虛氣上乘也止渴青金生津堅筋骨。益精之效復脉暑傷元氣同參冬通心腎治腎陰虛脾濕。五更便溏。同吳萸除脾濕腎瀉同吳萸茱萸肉叩故紙人參肺虛久嗽同二冬、阿膠百部菭荷葉燎咳而喘、目如脫。爲肺脹。同粟殼蜜炒爲九久病宜暴症勿用痰嗽并喘。同白凡研炒猪肺蘸食陽事不起。爲末酒服至一斤。戒猪魚蒜醋或同付子入六味丸明目達肝之功解酒消腫。收瞳子散大。遺精赤白濁。溲血。小便不禁。

蓋臟腑之精腎受而藏之收藏之至故益精而治腎中諸病總之肺氣隨陰以下降則氣化精而精盈腎水從陽以上布則精化氣而氣盛陰陽二氣寔一氣之變動以肝爲闔捩子五味耑精于肝而交合肺腎故其效如此有不同于他味之酸斂者肺氣陽中有陰故能降治肺氣以陰降爲主然元氣之降先本于升五味升降咸備所以陽邪傷陰固宜清陽以之收陰陰邪傷陽亦宜此辛溫暢陽而寓收陰東垣謂寒喘熱喘不能舍五味者此也

惟外邪雜病不關肺氣者忌　北産紅潤者良必打碎核用五味始倫止嗽生用入補藥蜜浸久蒸烘炒用陰虛則去核　希雍曰寔熱嗽宜用黃芩者誤用北味則吊痰熱不除宜南産五味南五味色黃紅乾枯有鹽霜味辛甘散痰火去風　惡玉竹

葛根　氣平秋氣入肺味甘辛無毒金土之味入陽明胃經入皮黑花紅則合太陽爲升騰胃氣而外合于太陽之藥主消渴宣達胃中水穀之氣則渴止身大熱秋氣能解大熱且蔓生能從經絡以和飢表之氣故

也。嘔吐脾有濕熱壅而嘔吐升發胃陽陽鼓動則濕熱下行而嘔吐自止。諸痺氣血不流通也。和太陽之經氣則氣行血活也。起陰氣。陰從陽者也。脾爲陰氣之原。脾與胃合。胃陽鼓動則陽健而脾陰亦起也。解諸毒。金土冲和之氣味能和于中而散于外。透瘡疹。生汁解陽明溫病熱邪、溫瘧吐衄。但墮胎。蒸熟、止血痢。炒香淬酒止血崩神妙。張隱菴曰。元人張元素謂葛爲陽明仙品。若太陽初病用之。反引邪入陽明。豈知仲景傷寒有葛根湯治太陽病項背几几。是和太陽之經絡而走經俞之功。又治太陽與陽明合病。若陽明本病。止有白虎承氣諸湯。並無葛根湯症。

況葛根主宣通經脉之正氣以散邪豈反引邪內入耶前人學不明經屢爲異說李時珍一概收錄不加辨正學者當合經論詳究庶不爲其所誤

葛花氣平味甘無毒主消酒與葛根同治腸風下血

葛葉主治金瘡止血搗敷葛莢內仁名葛穀甘平無毒治下痢十歲以上

又按葛根與麻黃皆輕浮但麻黃入太陽走皮毛葛入胃走肌肉其起陰氣者胃屬燥金每藉脾陰

以行其津液故經曰燥氣之治中見太陰胃陽升而熱鬱解則濕土即能行其化而肝腎之陽俱暢所以古方治脾胃虛瀉及肝鬱脇痛脇下有風氣作塊者皆用之蓋胃氣元氣風升之氣一也人以爲風藥者在此其寔升氣與散表不同且外淫而熱鬱于胃經目痛者宜之中氣虛而熱鬱于胃府目痛當用升麻柴芪參亦無須于此也　同一切補腎益精藥則起陰令人有子　五勞七傷上盛下虛暑月雖有脾胃病勿用　痘疵已見紅点恐

升之則表虛而致斑爛切忌。

天門冬　得大寒初氣以生。氣平味苦無毒。陰液最足。是禀冬寒之水精。使水運行上滋肺金者也。故曰天門。天門者肺也。爲肺腎虛熱之要藥。主諸風濕暴中着而成火。則偏痹不遂。水氣運行則病已。強骨髓。寒水之精充也。殺三虫去伏尸。皆濕熱所化。味苦可以袪濕。氣平可以清熱也。久服輕身益氣。太陽爲諸陽主氣。延年不飢。天氣貫通于中土也。

又按苦能泄滯。甘助元氣。爲血熱侵肺。致咳嗽吐血之上品。蓋血乘熱上行。不歸經而滯于上。此時用生地等涼血反益其滯而熱不除宜以此爲君麥冬走經絡上行止咳功勝天冬滋腎運行泄下消痰功勝以腎主液燥則凝潤則化也 同菊花釀酒治一切風水煑去風熱 麥冬甘勝故清心復脉天冬苦勝故通腎益精以潤燥使肺腎之陰環轉上下故治肺痿足痿嗜臥強骨髓 治肺痿吐涎心中溫溫燥而不渴及消渴宜生用擣汁更佳入補血溫補方宜酒洒九蒸九晒

同麥冬五味熬膏入煉蜜益肺并治消渴 同生

麥冬、白芍鼈甲牛七杜仲續斷童便治吐血。同干漆百部鼈甲青黛獺肝象胆殺三虫治勞瘵。吳世鎧曰、下焦水少虛火上炎灼肺煎熬津液成痰而爲壅逆喘咳吐血寒熱聲啞此爲要藥但寒苦不利脾胃陰虛精竭全賴脾胃消納以滋精氣若脾胃先困後天源絕丸餌雖佳止同食滯湯液雖妙止成爲飲更以苦寒傷胃必致泄瀉惡食其症危矣必不得已當與苡苓淮甘芍同用或以麥冬代之亦可今人動言淸金滋水可不審之

百部　甘温升胃氣上行以保肺甘後微苦無毒又引肺胃之氣下降爲寒嗽失治之良藥盖失治而致久嗽肺陰亦傷寒熱兩難施治惟宜此保肺以神其升降更察其所因審其留邪而分佐輔如寒則佐姜熱則和蜜風寒稍佐麻黄杏仁之類若勞症久嗽則別有主治不得恃此　本經言其治肺熱潤肺者指肺中陰陽並傷虛熱而燥也又言治傳尸骨蒸勞病者因其性長于殺虫凡疳積蚘虫寸白蟯虫皆用之濃煎洗牛馬虱即去燒熏樹蛀

虫虫卽死。故勞瘵方宜稍加之。熬膏入蜜常服。可療二十年嗽。脾胃虛弱人宜兼補肺安胃藥同用。庶不致傷胃。因其味苦也。一切虛嗽與二冬、桑白川貝枇杷五味紫苑同用者。用其溫以制各藥之寒也。

白斂　味苦甘平微寒。無毒。得金氣以生。能除熱散結止痛。爲疔腫癰疽家要藥。又治目赤小兒驚癇溫瘧女子陰中腫痛帶下赤白。殺火毒。同白石脂杏仁研末。雞子清調敷面鼻酒皶。日一洗傅癰疽已潰勿服。

威靈仙　辛宣肺氣苦溫、入心肝主風。爲十二經絡宣導善走之風藥。主諸風。宣通五臟之濕。去腹內冷滯。心膈痰水。久積癥瘕。痃癖氣塊。膀胱宿膿惡水。腰腹冷疼。治折傷。久服無有瘟疫瘧。治風濕痰氣腫痛。麻木痺痛。中風頭風。半身不遂。脚氣入腹而脹悶喘急。爲末酒服二錢。痛減一分。藥亦減一分大小腸秘。皆宣通去濕之功。但泄氣。氣虛及陽盛火升。血虛有熱。表虛自汗。痎瘧。口渴身熱均忌茜草根名茹藘一名地血又名染緋草季冬生苗莖方中空有筋根赤子黑氣寒味苦無毒禀少陰水火之氣化又方莖有刺得陽明金土之形能清熱導瘀主治寒濕風痺少陰火水上下交通而旋轉則痺自除黃疸少陰水化清熱陽明燥化除濕補中上下交通中土自和也治蠱毒中土調和毒自解少年大脫血或醉入房中致氣竭肝傷血枯經閉合海螵蛸雀卵爲丸以鮑魚汁下利腸中及肝傷也古方用治失血下血血痢發黃皆以其清熱行瘀之故夫血因熱瘀滯而失脉必濇兼見痰水必嘔惡或發熱足冷或小腹結急用之最宜

卽寒濕風痺亦是三氣傷滯經脉之血以爲病耳
至五勞六極亦用之者蓋虛勞之極內必有干血
仲景用大黃䗪虫丸攻血主之可知瘀血必去而
後可從滋補茜根雖不能治干血而義可泰用也
昔人云血滯爲病類多燥渴或吐血或不吐血心
煩內熱而渴茜根煮汁服一女子年少髮白飢膚
甲錯君大黃佐此以活血甲錯白髮俱愈　同芩
地側柏阿膠髮灰治經水不止此因血瘀隊道不
能歸經而不收也　又治鼻洪帶下產後血暈乳

結腸風痔瘺排膿泄精尿血撲損皆凉血行血之功。佐地榆治橫痃魚口神妙。血症加泄瀉飲食不進勿用。苦入心則生血。甘和中則統血。汁可染絳似血。故行血治血枯陰痿。一名過山龍

木通（本經名通草今之所謂通草即古之通脫木與此不同）。蔓生中空其色黃白。氣味辛平。禀土金相生之氣化而通關利竅之藥也。主除脾胃寒熱（得土氣故）。通利九竅血脈關節（中空之功）。令人不忘（血脈通關竅利自然不忘）。去惡虫（得金氣故）。防已皆空通蔓草。防已用在下之根。其性自下而上。從內

而外。木通用在上之莖。其性自上而下。自外而內。此根升。稍降。不易之理。後人用之主利小便。須知小便之利。亦必上而後下。外而後內也。產江淮者佳。繞樹藤生。傷之有白汁出。傷水則黑不可用。前人用治五淋關格。多睡。水腫浮大。濕熱小便數急疼。小腹虛滿。排膿止痛。婦人經閉及月事不調。同牛七生地胡索。乳結下乳。同地冬味甘黃柏。則治尿血。皆通竅之功也。凡精滑。陽虛。內無濕熱者禁用。

通草古名通脫木味甘淡寒。無毒。色白。稟土之清氣。使胃氣上達而後引肺熱下降以除寒熱之氣故主利陰竅治五淋除水腫癃閉瀉肺解諸毒虫痛明目退熱下乳汁催生　同降香紅麴山甲山查沒藥治上部內傷　虛脫人及孕婦勿用

防己　氣味辛平屬金無毒耑入肺經調其注節以行水凡冬中于風寒邪藏于腎發為先熱後寒之溫瘧或感風寒而患但熱不寒之瘧皆熱氣有餘熱氣諸癎心熱而風火內動也惟辛平之秋氣可以解熱而制風木之邪故治之且肺為水之上源又與大腸相表裏

調肺氣。即二便利

張隱菴曰。經云。水道不行。則形消氣索。是水有隨氣而運行于膚表者。有水火上下之相濟者。如氣滯而水不行。則為水病。痰病。防己生于漢中者。莖中空。根紋如車輻。能啟水精上升。通在內之經脉。外達而後。下通氣行水。以防己土之崩。故名防己。金匱治水病。有防己黃芪湯。防己茯苓湯。治痰病。有木防己湯。防己加茯苓芒硝湯。于金治遺尿小便澀。有三物木防己湯。蓋氣運于上。而水乃就下。

也李東垣乃謂防己是下焦血分藥病在上焦氣分禁用又云如險健之人善用之亦可敵兇突險此瞑眩之藥故聖人存而不廢如此議論不知從何處忝出夫氣化而後水行防己行氣利水之品反云上焦氣分不可用何不通之甚乎夫無毒能運而去病卽是補故本經列于中品奚云存而不廢因其富而貪名無格物寔學每爲臆說倘後人遵之畏若毒藥非古人之罪人乎李時珍乃謂千古而下惟東垣一人誤矣安得伊耆人再世更將

經旨復重宣再按古方治濕腫及皮膚水腫與風水腫而惡風者皆用北芪佐防己因水濕多緣衛氣有傷故也又足腫一症固是濕熱下流而病于血而亦多本于氣之下陷使然蓋水谷入胃陽氣上輸氣海陰味下歸血海乃布于臟府經脉然氣海之下有血會氣不下降以化血則水不為血而為濕而濕熱遂病于血是因天氣亢陽而不能致雨地濕乃鬱如暑月之濕病是也血海之上有丹田陰中之陽不能舉陰以升則陰不化而成濕陽

愈鬱而成。熱亦病腫痛。治此者或益陰以淸其併陽之熱。而兼導其傷陰之濕。或益陽以舉陰而達其化陰之陽。正不徒恃防已之疎滯決壅也

石南藤 即丁公藤 甘溫。達肝脾。以益氣血。治風血。補衰老。起陽。逐冷。強腰脚。排風。治上氣咳嗽。煑汁服。治風、浸酒服。藏器此論。甚言其益。不止治風乃世人少用。然準繩中風門木瓜丸是同熟地陳皮台烏黑丑杏仁當歸牛七川瓜續斷蓯蓉赤芍酒糊丸。治腎虛脚弱腿腫拘攣面黑。二便秘。食少。氣動喘促。不問新久并服。白花蛇食其葉。故治諸風。

金銀花 一名忍冬。一名通靈草 氣寒。藤紫。左轉。達肝。養血。味甘、

質輕走陽土入胃花始黃後白能由肝達脾以達肺故能行經絡周肉理調營衛主寒熱營衛調則寒熱已內脹外腫風木傷于中土則爲山風蠱內能使土木合德外能使營衛和則脹腫消熱毒真火不行鬱而成熱則爲毒血痢風氣升則氣行血化甘除熱則血和治風肝氣通于三焦則風息是內外之合也止渴忍冬得名以其淩冬不凋陰氣最足故也一切腫毒瘡疽疥癬痔漏惡瘡三焦之氣壅于經絡與血俱滯即化熱而結爲瘡至陷于肌膚骨髓內連五臟則結爲疽得溫升以透經達陽甘益血和血解毒則壅熱之留于血者散利大腸瘀結浸酒服血熱則瘀乙庚合則瘀除止欬嗽血熱刑肺熬膏服可稀痘并治痘瘡不起同榆芎連甘升麻治一切血痢同補血或去痰熱藥治偏頭風

生搗入酒塗敷。并同甘草煎服。治一切惡瘡疔瘡楊梅。取自然汁煎服。已潰未潰皆驗　莖花葉同用。陰干。忌鉄。　凡人將發癰疽數月前。必口干常渴欲飲或食已卽飢。名爲中消。倘有此症後發背則難治。須取銀花生搗汁加水酒熬膏。再用銀花末和甘草末酒麵和丸。酒湯任下。常服。縱發亦輕

五龍草 本草不載。唯五龍方用之。劉潛江云此草生濕地。牽藤。葉似絲瓜葉。而小。一葉五丫。了內有鬚。三月間采。陰干。醋調敷。鮮者搗敷。更拔毒。瘡初起。取汁和酒服能內消。若無此味。則五龍方用三味亦可　宜黍芳草五爪龍

扒墻虎(即細葉蔓頭蘿)根甘苦寒。無毒。治一切風氣。壯筋骨。其葉洗痔瘡疥癩黃泡水瘡。化痰止嗽。已虛損。治小腸氣(同雞蛋酒煑)。敷折傷(同酒糟)。生石上者良。宜與隱草王不留行同叅

白鶴藤(即白膏藥根)。澀甘平。寬筋壯骨。葉敷爛脚。化腐瘡。根浸酒用

寬筋藤(即火炭葛)。腥、甘濇平。除風濕。舒筋活絡。消腫。敷瘡。散熱。藤莖并用。浸酒良。根治氣結。疼痛。止咳

雞屎藤 苦辛濕。其頭治新內傷。痰火。補血。益腎。消

熱毒。煎猪肉食理脚濕腫爛。蛇傷。同米擂食并敷洗瘡止痛。

根、解洋烟積。煲肉

過崗龍　甘辛微溫。達氣。通行血脉。祛風散濕。壯筋骨、理跌打。治內傷痰火解鬱積除痡疔內外痔。

葉如燕尾根皮色紅。有菊花心者眞。

鶴膝藤　頭名九層塔。治鶴膝風敷跌打。殺虫。

獨脚烏桕即白雞屎藤　甘淡腥平。葉、散毒消腫。治小腸氣。煎酒飲　頭、塗瘡。理蛇傷。磨酒　葉似烏桕藤。如防己。

過天藤即無根草懸樹上生　解胎毒。治瘰疬癲癬。飛洋熱毒。

或煎洗或研末入藥搽。

血風藤　甘平消瘀涼血洗皮膚血熱。

海風藤　苦寒無毒入心腎行經絡和血脉寬中理氣血脉和則中無所滯。經絡通則氣自舒。下濕除風理腰脚氣治疝安胎

萆薢　甘平入胃主升而苦導心火歸腎能化陰胃陽升則濕化導陽以固下焦火歸則下固而治風陰升陽降則肝風不作。主腰脊痛強筋骨寒濕周痺頑麻癱緩皆除風去濕之效益精明目陰化則精生陰痿失溺腎無濕擾則自然收攝腎間久冷關節老

血膀胱宿水白濁莖痛（導陽則陰濁隨陽下降）脚氣鶴膝風攣（陰化則陽暢）痔瘺惡瘡（濕着之病）總觀主治悉屬陽虛陰不化而濕滯于血之病藉其土火之氣行陽力利關節助健運也若陰虛無濕及元氣下陷以致精滑尿頻莖痛腎虛腰痛者勿用以其性溫不利于陰也然古方于陰陽并虛如攣証之防風散痿症之煨腎丸并皆用之即陰虛陽浮如中風之天麻丸愈風丹大補陰血亦嘗用之一則兼佐附子一則兼佐玉桂盖補陰而更

佐化陰則陰益暢退陽而佐以導陽則陽不拒乃爲妙手世徒以其利濕分清濁固不解此義或更以爲治濕熱不且夢夢耶　色白虛軟者良黃赤長硬者爲菝葜亦土腰寒痛風痺除濕利水堅筋骨但土萆薢與菝葜相似或曰萆薢亦有堅者但壯大多節色白菝葜莖有刺色黃酒浸焙用苡仁爲使畏大黃柴前胡忌茗醋

土茯苓 一名萆薢俗名冷飯團 甘淡而平入脾胃大腸 禀土德以化淫毒清火邪以益真陰 古種子方有以之爲君者不徒健脾去風濕已也

毒淸則營衛從陰充則筋骨利利小便止洩利關節健行不睡（健運行濕之功）治拘攣骨痛皮癢惡瘡癰腫（土濕蘊毒發于肌湊則爲癰腫）楊梅瘡毒解汞粉銀朱毒（楊梅皆邪火濕毒所化有氣化傳染者由肺而入患先見于上部皮膚痒筋不痛有精化慾染者由腎而入患先見見于下部筋骨多痛小便淋濇蓋三焦之火藏于腎肝之相火與之通淫火熾而精化爲毒則腎主之骨肝主之筋皆受其害然未有不于脾胃而後發于肌肉者蓋土主肌肉居中以應四旁毒遇土則化逢甘則解故用此爲主是執中央以運四旁法。精化之毒亦有上下齊發于頭角咽喉者膽與膀胱經于頭角少陰之氣并任冲于咽喉也庸醫妄用輕粉劫劑其性燥烈入胃劫去痰涎從口齒出瘡卽于愈然毒氣竄入經絡筋骨精血枯涸筋失所養變爲拘攣癰痛潰爛結毒致成廢疾。土茯能解輕粉毒。方用一兩為君。苡仁銀花防風木通木瓜蘚皮各五分。皂角子四分。氣虛加參血虛加歸二方土茯四兩。生地牛七杜杞歸各二兩。加皮三兩酒浸三日。煑埋土中一旦夜。分數次再煑飲之。　白者良赤者損血忌茶酒牛羊雞鵝魚麪舊醬渴飲土茯湯。又忌鉄服後飲茶則脫髮。

山豆根一名解毒寒苦帶甘。甘和毒。苦寒除熱保肺。苦甘散熱結。不同于泄折。故感寒鬱熱常用之。解藥毒。消腫。止痛治喉癰喉風咽痛。胃合諸經氣絡于咽。醋磨含之。不能言者頻掃入。引涎出。愈。然內經運氣多以咽痛屬寒。如無鬱熱勿用。齦齒腫痛含之嚥汁腹脹喘滿。研末湯服血氣腹脹。酒服下小虫。止下痢五痔。肺清則大腸亦清熱咳。卒患熱厥心腹痛。俱磨汁服傅禿瘡蛇犬蜘蛛傷。熱腫。皆苦寒以散之治

八馬急黃。血熱極所致　脾胃虛泄勿用

黑白牽牛　辛熱達右腎命門走精隧泄血中之氣以治濕濕本屬血因氣先不化濕邪乃結窒壅閉致二便秘塞此時補正不得徒用硝黃治血分多致拒吐須于硝黃劑中合此以開陰濕之氣而破結故濕無論寒熱果結窒而上壅下秘總宜佐此爲血中開導倘熱窒無濕及濕熱未窒否混用　用鹽水炒黑佐桂沉杜故紙補瀉互用治陽虛秘滯同川楝茴香山甲治濕熱在精道阻塞二陰之界

致二便不通此非大腸膀胱病也觀此可悟楊梅瘡毒以此爲要藥　同故紙畢澄茄檳榔青木香治癩疝如冷者減丑檳加吳萸香付至水腫一症人亦多用之不知水病多因氣不化肺脾腎皆主氣即皆主水脾尤爲升降肺腎之樞水病宜健脾利氣佐以行水使氣運水自化不得妄用此泄氣之味致氣化益窮也

栝蔞仁　甘寒微苦肉白能達腎水以上清心肺之火而育胃陰甘寒能升能潤苦甘能開泄能和與苦寒直折下降不同蕩上焦

胸中之結。熱生津止渴。腎水不周于肺則肺燥與水停而渴者不同。滌痰利咽止嗽。火迫熱鬱則濁不降氣不通。治結胸胸痺痛引心背。痰降結解之功。同半夏薤白白酒用。腸秘。同葛炒爲末滚湯下。潤滑之功。去殼去油用炒香酒服治熱痢便閉、同半夏爲末姜湯下、清痰利咽。同蜜熬膏加白凡、治干咳。同青黛香付治痰嗽經閉、觀諸方或佐辛散。或同燥濕、或和酸澁、或佐開鬱、不如是、無以盡其潤下之功。恐反致濡滯也。連殼炒、畧打用、或去殼去油用俱可

天花粉即栝樓根　苦寒。色白。泄心經內外之火。使肺金之氣直達于小腸膀胱。除腸胃痼熱。心中枯痼。非此不除。生津止渴。以牛脂或竹瀝製煑治消渴。除煩熱。潤燥滑痰。同川貝竹瀝天冬時疾熱狂黃疸。取汁頓服。以小便出黃水爲度。虛熱咳嗽。同参末米飲下。通經利水。亦止小便利。肺陰下降入心則血生。血生則經通。經通則水利。古人云。小腸通利。則胸膈血散。膻中血聚。則小腸壅滯。可知心與小腸爲表裡。心液通潤則清化。血濁化水。安中。熱却液化。則陰氣能守中。續絕傷。筋脉濡潤。治煩滿。痺。即胸痺。即腎水周于肺。而痰降結解也。消腫毒。發背乳癰瘡痔。生肌排膿。癰腫瘡痒。皆發於心液不行耳。○按蔞仁更消癰腫。○按此是金水相滋。凡熱化燥。燥化熱。津液干涸者宜之若木火不達。熱結本于陽鬱。及熱湉兼于陰濕者勿用。去皮用。

鈎藤鈎　味苦甘氣平微寒。無毒。禀春氣以生。能平肝風。除心熱。主小兒驚啼瘈瘲。熱壅客忤胎風。寒熱十二驚癇。大人頭旋目眩。與神遠珀冬犀地丹砂牛黄竺黄龍齒麥冬金箔治小兒驚癇瘈瘲。有痰加竹瀝橘紅胆星　除驚癇眩暈平息肝風并相火之外他無所長

何首烏　春生竹木墻壁間。初出地莖分赤白二種。後則蔓生兩藤赤雄白雌交結夜合晝疎紋如車輪似葛

得陰陽開合轉化之機。且味甘生食可休糧。是冲和之地味。多脂。故大益脾胃之汁以生精養血。功居地黃之上。地黃沉滯。止能爲陰之合。不能爲陽之開。久服黑髭鬚精血之餘也。長筋力。延年種子。安胎。治產後及帶下津血枯燥而便秘用生者數錢煎服即通。以其津液尚存。滋水性速。未及封藏。即隨之而下。與蓯蓉同滑潤而無助火之虞。積年勞瘦。痰癖寒熱。久瘧陰陽不交。則陰并陽而寒。陽併陰而熱。陽邪入陰則陰傷而久瘧。同鱉甲牛七青橘皮。表虛加參。肺熱加歸。止吐血。調經。又氣溫無毒。能內溫肝腎。外達肝胆之風熱。肝胆根于至陰。達于至陽。爲陰陽之樞。爲風病首推。凡風虛風實皆宜以其開其有合合中有開也。治骨軟風（腰身軟膝痛不能行也）。中風。風癇。頭面風。（風熱頭痛或消渴同石膏等。）腸風下血。毒痢。（生干者爲末。酒或米飲下。日二三錢。得汗則效。）伏風痰結而成黃疸。（青龍散用之。）且蔓延能通經絡血脈之壅滯（兼能開之功。）治行痺。鶴膝。瘡。痔。瘰癧。（開肝膽鬱結之功。）產德慶州者良。茯苓爲使。忌諸血無鱗魚蘿蔔葱蒜鉄器。

何首烏、傳言其甘温。是指此也。得生干者。同柴胡、半七。煎露一宿。熱服。止陰虛久瘧極効。同芷、荆、百部、苦參、天冬、白蒺、甘菊、胡麻。又治頭面風及癘風。

皆補中寓開達之用也然眞者難得

夜交藤　産廣西等處亦兩藤相交故名但味苦濇氣微温希雍等所指是此收斂功多温達力薄止能爲陰之合不能爲陽之開惟陰虛而易于召風者宜之若陽虛不能達陰而病風斷非所宜又腎火上浮不能用桂附者用之最合益苦堅腎温補肝濇入少陽以堵外邪惟久瘧而邪將盡者佐柴芩橘半邪已淨者佐參朮芪歸亦止若邪盛初瘧最忌入痢而土氣久陷者宜温則佐姜附宜涼則佐芩連及

毒痢下繩血。諸藥不效者。同連芍升葛甘犀榆銀花山豆根滑石之類。用之神效。其固精保胎。一皆濇可固脫之功。而稍寓扶助少陽生氣之義。今人乃以之混入首烏條內。天下未有苦濇能滋補能疎肝而外合于風者。竹刀去皮。黑豆拌九蒸九晒用。亦欲去其濇耳。若眞首烏而製之。則反失其津液滋補之功矣。乃或者反以此苦濇之品。謂其生用可兼發散。害人無算。按此物氣味類醋而蔓生。亦能收肝陰以去熱。通絡脈以活血。

土瓜根　本經名王瓜。俗名野。甜瓜。月令云。四月王瓜生。卽此瓜也。葉如栝樓葉。有毛刺。五月開花結子。熟時赤色。如彈丸。根如栝樓根之小者。須掘二三尺深。乃得正根。三月采根陰干。用苦寒無毒。治消渴。瘀血月閉。寒熱酸疼。愈聾。非世俗所食之王瓜。甜瓜也。今人未之識。因仲景有土瓜根爲導之法。恐人誤認。故辨之。

本草求原卷五

水草石草

菖蒲　辛香入肺散表利竅苦温入心包暢火以通神明辛勝於苦冬至卽生乃從至陰感陽以出故能透達心肺之陽氣主開心孔明耳目治耳鳴或痛（耳目皆根於陰而竅昌於陽天陽氣通則不病）心積伏梁下氣除心腹冷痛血海冷敗（同吳萸煎服或酒下此辛温散氣之功）下痢噤口（因脾虛而熱閉心胸所致心與脾爲子母也此時用木香則燥用淮山則閉惟合參苓石蓮用之熱閉通卽愈）安胎漏下血崩中脉痺（心孔爲諸脉絡之宗主）除濕強步

同二朮川瓜苡仁石斛萆薢黃柏又治下部膿窠濕瘡○張隱菴云遠志通腎氣上達於心此降心火下達於腎然此味辛勝苦微微苦者火本味也故能使心陽氣通氣通而馭血以行則濕化似不得以苦爲入腎也　同班蚤炒去班蚤爲末醋丸治氣血食諸積鼓脹加香付治腫脹尤妙　同台烏遠志智仁桑蛸止小便利　又消癰腫止痛亦通陽利竅之功　生石上者良嫩黃節密硬緊中心微赤辛香者眞如竹根色黑味腥而鬆者止治

風濕疥癬。不堪入藥。去毛炒用。　心勞神耗者。嫩桑枝甘草拌蒸用。　忌鐵　又洗痔瘡

蒲黃　甘和血。辛開結。春出水中。夏生黃花如金。經老不變。是具水之體。達火土之用。卒布金化。以配火。孕水而上下環轉者也。故治心腹寒熱。金水互爲升降則陽得陰化。陰得陽化。而寒熱自除。利小便。肺氣下降。則能通調水道以下輸。止血。消瘀血。升降不息則水化氣。氣化血。自然能消能止。故熱傷血而衄則合清凉以化熱。如雞蘇散是也。寒濕傷血。又合溫燥以化寒。而血俱止。如黑神散是也。舌腫滿口。木舌。皆血瘀所致。寒者合干姜摻之。熱者服三黃丸。而以此末摻之。○或從陽引之。或從陰降之。而皆不

舍此味。以其能先升後降以解寒熱也。彼徒以生用涼血活血。熟用補血止血者。猶後矣。血氣心腹痛。同五靈用血癥。血暈。經閉。兒枕痛。血淋。溺血。打撲血悶。煮濃和童便飲陰虛內熱。無瘀者勿用。隔紙焙黃蒸半日焙干用。消腫生用合髮灰生地汁調下。治一切吐血尿血。同阿膠末煎生地調下。治口耳大衄。同地龍陳皮末炒新汲水調催生。單末井水服下胎衣。此皆從陰以達之。又治月未足而胎動欲產。同附子末涼水下。治關節疼痛。又從陽引之矣。

石斛　甘平微鹹。生水石中。具陰精。以上滋脾胃。與脾。還使金土之陽化陰以下歸於腎。主傷中、腎陰不足以上滋。則爲虛生熱。而傷中土除痺。風寒濕三氣傷肺則痺脾陰充則邪自退下氣陰升而肺胃之虛熱除。則陽自隨陰以降。補五藏五藏皆稟陰氣於脾。脾腎交通。各自受其益虛勞羸瘦。脾主肌肉強陰。精足則宗筋強益精。脾胃氣下則納谷生精脾腎本互爲生化厚腸胃。大腸與胃屬陽明燥金。甘平以清潤之則不燥故厚堅筋骨強腰膝脚弱喘咳諸見血囊濕小便餘瀝或不禁。皆脾肺腎虛熱之病

張隱菴稟水石之精。補腎。味甘。色黃。不假土力。是奪中土之氣化。而補脾。斛乃量名。主出主入。能運行中土之氣。而愈諸疾也

之頤。曰胃

府運化則散精於五臟即隨各臟所主而淫氣於筋骨血脈肌肉皮毛設或痺塞則胃不能下精與氣遂成神衰之虛勞形衰之羸瘦劉潛江曰欲益臟陰必先於脾而欲益脾陰不能舍腎人知命門之火能生土而不知脾腎之陰互相交益觀此味可以悟矣統而論其功是輸精於脾以淫肌肉散精於肺以淫皮毛布精於心肝腎以淫筋骨血肉也　同枇杷冬橘下氣加苓甘益腎強肢　得川瓜牛七桑白蘇皮苓柏菖石南葉主諸痺及逐皮

膚邪熱痱氣。川產者、色黃如金。無岐。旁枝如釵中空。味甘而短者良。各產、唯生石上者黃小如釵環。味甘。次之。若味苦。中虛多岐者木斛也不堪用酒浸蒸或熬膏用。欲研末、須米飲拌曬。

骨碎補　俗名猴姜。苦温。氣味俱火。故能破血。即能和血。以止血。使血海絪縕。乃化爲精髓以入於腎合之骨。是其能散骨中風毒。乃於補骨髓有常功而不同於他味之泛泛補腎者。故名。　血和則風息。毒散。故痛風方多用之。　燒存性。酒或米飲下。

治腸風失血。性降收。不可與風燥藥同用。

鵝不食草一名雞腸草、又名石胡荽生陰濕地。溫升辛散。稟至陰而達至陽。能透巔利竅。故通鼻氣。落瘜肉。治頭風。散腫除翳以明目。俱用之搐鼻取嚏。使濁氣宣通而瘜與翳自除。碧雲散加青代去熱。川弓破留邪。特其佐使耳。搐鼻時必先口含清水乃可。又散瘡腫。辛重，不堪食。

石韋蔓延石上生。葉如皮。苦寒滑利。故治勞力傷津之熱。氣癃閉不通之熱邪。利小便水道。去梗及毛炙用

血見愁一名草血竭、一名血風草、又名地錦。生庭除濕地間。莖赤葉青紫繁絲如錦。氣味苦平。得水氣而歸於金火。血原於水

而成於金火益金得火氣乃能變化水而成血故能通血脈治脇中痢血下血女子陰疝血結功耑散血涼血止血利小便治淋蛇傷癰疽惡瘡刀跌損傷水擂服治血淋陰干為末姜酒調止血崩洗爛瘡白泡乳瘡

卷栢　卷栢根棲巖石耐寒不死春復生發甘而溫能使陰與陽交合故本經言其主治五臟至陰之地為陰邪所薄及女子陰中寒熱癥瘕血閉絕子皆陽氣不能前通所致久服身輕者陽在外為陰之使也和顏色者陽光外澤也除臟毒者至陰不

得陽以和行之則爲陰毒也然則別錄諸書謂其強陰益精止咳逆治脫肛散淋結頭中風眩痿躄及破血止血總不外日華子煖水臟一語盡之同地榆水煎同側栢櫻櫚燒灰酒下俱治下血

大浮萍 即水浮蓮 淡寒逐皮膚瘀血洗癘瘋治酒風脚痛煎猪肉食擦汗班下胎煎水薰 其紫背小浮萍亦下胎并發汗

鱗尾栢 盤生石上莖短而赤葉如鱗之尾盤旋能轉眞氣以解中藥蠱百毒

海藻　生東海島中色黑如亂髮氣寒除血熱味苦泄結鹹軟堅潤下無毒能除經脉內外之堅結治癭瘤結氣散頸下硬核痛癰腫此皆經脉不和病結於外堅而不潰者也癥瘕堅氣腹中上下雷鳴是經脉不和病結於內也海藻形如亂髮主通經脉故治之又治十二經水腫經脉流通水腫自消也　單用浸酒飲治癭氣及項下瘰癧馬力脾有濕忌之

昆布　得水中陰氣以生鹹能軟堅潤下寒能除熱無毒主十二種水腫凡癭瘤聚結氣瘻瘡毒堅如

石者非此不除。脾濕忌。

馬勃　辛平無毒。氣味皆金。輕虛上浮。(耑)[專]清散肺熱。治欬嗽喉痺咽疼。衄血失音。解毒散惡瘡馬疥。敷諸瘡。入東垣普濟消毒飲。治大頭病咽喉不利。同焰硝等分爲末。治走馬喉痺。吹一字。吐涎血即愈。

本草求原卷六

毒草

大黃 又名將軍 **色黃** 土金合色 **而香** 專入脾胃大腸 **苦寒** 主下降泄三焦陽火味厚入陰以歸陰水 **專治實熱伏於血分結成有形之積滯** 故專入陰血之分不入氣分牽牛則專泄氣分 **主下瘀血血閉** 而為 **寒熱破癥瘕積聚留飲宿食** 化食本宜溫燥但實熱燥結於中下又宜苦寒瀉火以潤燥使之乘勢而下而後谷氣通利倘食在上脘雖經發熱止宜通枳消痞熱若用大黃反致結滯 **心腹脹滿** 實結而脹與虛脹異 **蕩滌腸胃** 火有用而靈則能生土火無用而息為土又當 **推陳致新** 火之用不行則土鬱而血脈亦結而不通故推陳即所以致新也

通利水穀。皆有形之結滯化食即以調中。安和五臟。五臟禀氣於胃。胃運化而安和。五臟亦安和矣。除痰寔。治三焦濕熱。三焦相火。運行三焦。而濕土則主升降之樞。是火與濕不相離。火棲於濕而不行。則水不化血而盡化為濕矣。下痢赤白裏急腹痛小便淋瀝溫瘴熱瘧。皆濕熱所結。按濕熱在下焦多屬血分。下焦主血。三焦少火。即是元氣。而氣出水中也。敷腫毒治時疾熱狂譫語。大腸有燥糞則譫語

仲景治心之陰氣不足。吐衄血者。瀉心湯用大黃芩連。瀉心包脾胃血中伏火。以救陰。血自歸經也。又治心下痞滿。按之軟者。用大黃黃連瀉心湯。亦

瀉脾胃濕熱非瀉心也心下痞又惡寒汗出是病發於陰應温散而反下之則痞滿乃痰與營血邪氣乘虛結於心下故曰瀉心經曰太陰所至爲痞滿又曰濁氣在上則生䐜脹是也又病發於陽而反下之則結胸乃熱邪陷入血分結在膈上大陷胸湯丸皆用大王亦瀉脾胃血分之邪而降其濁氣也若結胸在氣分則用小陷胸湯痞滿在氣分則用半夏瀉心湯矣若病本陽邪或兼停食而正氣本虛或誤攻太過致氣消不能行其藥力則加

人參於桃仁承氣中以助硝黃之力如陶氏黃龍湯是也蓋硝黃瀉血分燥熱牽牛甘遂瀉氣分濕熱巴豆硫黃瀉腸胃寒結或又反佐互用皆有定法然傷元氣而耗陰血下多則亡陰若病在氣分或氣虛脾胃弱血枯陰虛陰疸均忌按血與濕皆水所化瀉火去濕以救陰血人猶知之瀉濕熱以扶陽人少知也昔人有因濕熱而陽道不堅用大黃牽牛瀉之而愈蓋火與元氣不兩立火結滯則元氣不壯矣故虛證雖忌之然虛中挾寔是又須

補中寓攻以去之而後峻補如但用芩枳反傷胃而邪不行也 川產錦紋者良 蜜竹瀝九製薄荷湯下治中上熱痰發爲頭風目將損者又治濕流入腎夢遺以升麻陳皮湯下 邪在上焦及頭目酒浸蒸或酒炒極熟是引下行者上於至高以驅熱也邪在中焦酒洗或酒微蒸或白煨緩其下行也邪在下宜峻攻者生用然亦不可執如腰脚風氣古方以酥炙畧干用赤白濁淋古方入雞卵內攪勻蒸熟用可見破瘀血韭汁蒸虛勞吐血內

有干血。韭汁拌炒黑用。大腸風秘燥結。皂莢綠凡酒製。又尿桶中浸過。能散瘀血。兼行滲道。醋煮香付。取熬成膏。治積塊血塊。干血氣痛。妊娠產後寔熱內結。亦宜酒九蒸用。空心服後。不可遽進穀食。大黃得穀氣則不行。生搗醋調敷。湯火傷。止痛無癥。薑汁調敷跌打。消腫止痛。

草麻子　甘辛溫。有毒。苗盛於夏。寔結於秋。是得陽以吐出。歸陰以收吸。故主吸出有形之滯物。拔膿毒。取胎產胞衣。研膏塗腳心　剩骨膠血散瘀。敷患處　收子腸。研塗頂貼丹田或塗瘰癧痘毒癰腫四肢腫塊。皆吸毒外出湯火傷。同蛤粉開油搽。但熱毒近巴豆能利人故下水氣又性善走。能通竅絡。故治風氣鬱頭痛。同乳香食鹽貼太陽舌脹塞口。喉痺牙關緊。俱取油作撚熏吸偏風手足不舉。口目喎斜。同羊脂山甲煎膏加射日摩漸正七竅諸病鵜鶘油引藥入內。此油拔毒出外、故諸膏藥多用之。荔芰肉、屬陽主散無形之滯氣。故消瘤癧赤腫。此屬陰。故拔有形。　又口目喎斜。同巴豆射香搗左貼右右貼左。內服忌之。其油能伏輕粉。以鹽湯煮半日去殼用。但服後。一生不得食豆。犯之必脹死。脾胃弱。大腸不固者。慎勿輕服　又去骨內風。散瘀。同酒糟敷。葉主治腳氣。風腫不仁。癱瘓不遂。或麻木酸痛。蒸熟。搗爛。乘熱。裹之。取汗三五次。內服疏風活血方。　紅者散風濕。白者消腫。

續隨子　一名冬拒節千金子又名聯步節半枝蓮。秋種。周歲至秋乃實。得金氣最厚。有始終循環之妙。能使肺氣周流一身。以運血行。水。辛溫。能降能升　治肺氣水氣。血瘀結。月閉。癥瘕痃癖。積聚。痰飲。嘔逆。冷脹。肺氣不調則水不行血亦不榮於經而飲與血聚利二腸下惡滯物。治水腫蠱毒功同大戟甘遂敷於臟腑矣。

蛇虺螫蝎毒。但有毒損人。去殼取白仁紙包去油用霜

澤漆　辛苦微寒。小毒。利水。能助脾爲逐水之善物。故治水腫上氣。痢後腫滿喘嗽。小便如血。古方與參朮桑白等同用。謂其逐邪水而不傷陰也。故本經言其治丈夫陰氣不足。益水者。陰氣也。陰氣下而復泛於上。則爲邪水。邪水去。則眞陰之氣利而自然受益也。又止瘧。消痰退熱。　生平澤。葉圓而黃綠。似猫眼。一名猫兒眼睛草。又名五鳳草。凡五

葉中。抽小莖五枝。每枝開小緑花。復有小葉承之。莖中有白汁粘人。或以爲大戟苗。非也。

甘遂　苦甘大寒。有毒。瀉腎經及隧道水濕。直達水氣所結之處。爲下水峻劑。治水蠱腹大。凡腎經邪水凝結。而爲痰。爲心下留飲痃瘕。與甘草同用。取其相反以立功也。水溢而爲面目浮腫。研末入猪腰。或鯉魚煨食。爲末。猪苓湯下。治小便轉胞。立通。皆下泄利水之功。同猪心管血。入猪心內煨。和辰砂末。猪心湯下。治癲癇。心風血邪。得大便下惡物而止。或治水腫。及腫毒。以此末敷腫處。濃煎甘草湯服之。立消。肥人卒耳聾。綿裹甘遂塞耳。口嚼甘草。自通。二物相反而相應如此。脾水病忌之、麪包煨。或用甘草薺苨汁浸。去黑水。俟水清。以粳米炒用。元陰虛亦忌。

大戟 苦寒。走心、腎、辛瀉肺。橫行經脉。故逐臟腑有餘之水濕痰涎。與甘遂行經隧之水濕。并屬猛泄之品。兼瀉毒藥。癰腫風毒腳腫。通經墮胎。而有小毒。非氣寔暴脹勿用。其治惡血癖塊者。是水不化液化血而爲汚爲濁以敗血也治癮疹風毒及中風皮膚疼痛者是濕鬱熱而生風也水主於腎水結甚而成蠱成毒者非急洩腎中之毒不可故須苦寒葢此水已離於眞氣非補土所能防總要從腎中補瀉所以金匱腎氣湯的爲探本要法　煎水製棗焙棗爲丸治痘瘡變黑乾陷便閉因火極似水用之以瀉眞氣之毒非瀉腎水也火將歸腎瀉火卽以救腎時珍謂其浸水青綠能瀉肝胆是腎寔瀉子之法非也　入玉樞丹紫金錠解蠱毒

熱毒癰腫及蛇虫諸毒內服外敷以利爲度煮棗取棗常食治水鼓或遍身浮腫　少佐干姜爲散姜湯下治大腫喘急尿秘　杭產紫者爲上北產白者殺人漿水煮去骨用得大棗則不損脾　畏菖蒲反甘草

商陸　苦辛寒有毒春苗秋花是本陽退陰能散至陰之水結以疏五臟故治疝瘕痺躄水腫癰腫

按陽水宜辛寒陰水宜苦溫乃疏鑿飮子治陽水門之檳榔散治陰水則與椒姜桑白同用因陰

水陽水之甚皆結於至陰宜此急以治標也瀉蠱毒傳惡瘡墮胎 醋炒塗喉痺不通取白花者根赤根傷人止堪塗臍腹入射搗貼治暴癥如石白者取汁同杏仁煮如餳酒下或同大蒜煮服治腫及脇下痃癖石硬 石癰堅硬不作膿搗擦之仲景治病後腰下痛牡蠣澤瀉散用之以正虛氣化爲水宜急去也但脾虛切忌 菉豆湯浸蒸用

半夏 二月陽盛而苗生五月一陰之時而苗枯根乃告成月令五月半夏生言其根也形圓而白正當夏半故名

半夏氣平，得秋金之燥氣，入肺；味辛有毒，得西方酷烈之味，入胃、大腸。由陽極歸陰之時而成，最能引陽氣通於陰分。且辛能開結散邪，平能降衝任諸逆之氣，故治傷寒寒熱，心下堅，[邪結於半表半裏之間，宜此辛平散以開之。]胸脹欬逆，頭眩，咽喉腫痛，[皆邪逆於上，平以降之。]腸鳴，[腸受濕切痛而鳴，辛平能燥之。]止汗。[辛中帶澁之功也。]仲景小柴用之，以治寒熱，蓋夏之半，爲陽極轉陰之時，正合少陽半表半裏之病也。瀉心湯用之，以治胸滿腸鳴。少陰咽痛亦用之。且嘔者必加此味，大得其開結降逆之旨用藥悉遵本經所以爲醫中之聖後人用治心腹胸膈痰熱滿結咳嗽上氣心下急痛堅痞時氣嘔逆消癰腫謂其墮胎療痿黃通大便利小便行濕利痰分水寔脾總不出開降之義耳

按半夏治痰人類以其燥濕散結矣然辛燥之味不少何以此獨治痰誠以生於夏半陽極而轉歸於陰故能通陽氣入於陰分治陽不入陰夜不成寐者飲以半夏秫米湯陰陽通而臥立至其治痰飲亦由其陽火趨歸於陰以行胃液使胃中陰液

不化結而成痰者引陽氣以歸之化之彼辛燥而不能入陰者豈得與之同哉若肺陰不足而液結成痰又不得悞用矣唯形寒飲冷傷肺而咳及胃有飲肺氣不降乃爲合劑故脾胃寒濕或泄或嘔最爲要藥亦以其趨水下行也　同生姜大棗大劑呷之治水瀉　二陳加二朮升柴治濕痰鬱於中致清不升濁不降而二便閉阻清升濁降大便潤而小便自長觀此可知其入陰行水之力　同硝石末入麪爲丸薑湯下治風化涎進飲食寒加

丁香。熟、加熟石膏。同雄黃為末。姜汁為丸。治風痰。喘眩暈欲吐。油炒為末。粥糊丸。治濕痰心痛。孕婦忌之。同生姜。或補脾胃藥則不妨。

金匱風曰、茯苓能降天之陰氣。半夏發地之陽氣。謂陰液之結。由於陽氣不化。半夏引陽入於脾陰。以發之也。　生為末、吹鼻。治卒死及五絕急症。凡自縊墻壓溺水魔魅、皆活。　生研、水調。塗打撲瘀痕。一宿即沒。　生用、令人吐。戟人咽喉。宜以湯洗去粗皮。以生姜汁、甘草水。浸一日夜。洗淨。又用河水浸三日一日一換則其涎盡攄起蒸熟晒乾隔一年用若蒸製太過則辛通之性盡失矣今人以白礬水浸過用河水浸四十九日名之曰蘇夏嘉其嚼食不麻豈知辛平已失何能通降以化陰液乎況此藥是太陰陽明少陽大藥卒死可治開結以交通陰陽之功耑治痰其次焉耳故仲景諸方加減俱云嘔者加半夏痰多者加茯苓未聞其痰多加半夏也　又法湯浸洗盡涎同皂莢白礬煮熟姜汁拌焙干用或加竹瀝分先後四次製治痰

亦妙。咽痛醋炒用。小兒驚痰及胆虛不眠。猪胆汁炒。八脾胃丸劑研末。姜汁拌盦作麴。候陳用。或謂半夏能燥能潤。謂陰液化土氣。通調大便自潤也。古方治喉痺多用之。寒濕阻血而吐衄下血亦用。時解槩以爲燥血家渴家汗家禁用。豈知惟陰虛火旺自汗而渴者忌之。寒濕而渴汗者不禁也。

同花粉黃芩治熱痰。 同南星前胡治風痰。 同芥子薑汁治寒痰。惟燥痰不能治。 同栝蔞仁黃連治小結胸。 同雞子清苦酒治少陰咽痛生

瘖語聲不出　同生姜治支飲作嘔　同參蜜治嘔吐反胃　同麻黄蜜丸治心下悸忪　醋煮同苓甘姜汁麵糊丸治伏暑引飲脾胃不利一皆通降行濕之功故陰虛人忌恐再竭其津也

天南星　四月生苗葉四布岐爪似虎掌故又名虎掌根形圓色白大於半夏有如天上南方大星故名得陽明金土之氣化氣温散血味辛去風苦燥濕又得陽明燥烈之氣化故有大毒為寒鬱生風致痰壅盛之要藥寒鬱之極陰液不化則寒風内振液結成痰是陽鬱陰中發為戾風非外來陽

淫之風也。主治心痛，寒熱結氣。寒鬱心陽，則氣結切痛，而外寒內熱，若溫入心以達之。積聚伏梁。言不但治無形之氣結痛，且治有形之堅積。稟金氣能攻堅，故也。傷筋痿拘緩。小筋受傷則弛長而痿縱，大筋受傷則軟短縮急拘攣。惟陽明主潤宗筋，束骨而利機關，故能緩之。利水道。辛調肺之注節，苦又下行也。中風麻痺，下氣，利胸膈，消癰腫，墮胎。統觀主治，皆是散陰結以暢陽之效。凡麻痺等症，皆戾氣滯於經絡，以爲風耳。半夏逐土以達陰去濕，南星逐金以暢陽去風，俱與川貝治陰虛之燥痰不同，用者審之。

得牛胆則燥性減，得火炮則毒性緩。得姜、桂、附、主破傷風口噤身强。同半夏降香研敷金瘡折傷瘀血。燥烈之性。過於半夏。按南星散血而又治風痰等病何也。蓋血不逷經、則化爲水蘊積於經、則爲濕熱。化風內發。則津液凝聚。由是外爲腫脹癰腫。內爲積聚麻痹。眩暈顛仆口噤身強癒痙喎斜。上爲心痛。下爲墮胎。總由濕鬱風痰所偏着阻塞而致。南星善走經絡。故中風麻痹主之。半夏耑走腸胃。故嘔逆泄瀉主之。味辛而麻。故散血性緊而毒。故攻積拔腫。治頭風攻目作痛。

掘地作坑燒赤入南星於內以醋沃之面生疣醋調
盍定候冷爲末酒服五分千金方也
敷姜能殺其毒故生用同川貝爲末炒黃以姜
湯服之能截痰瘧

葶藶子即雁草子一名狗薺根白花黃子扁小如黍色黃氣大
寒味辛無毒稟陰寒之金氣爲水氣喘滿腫脹積
聚之藥有甜苦二種一皆走泄爲用甜者性緩泄
肺而不傷胃主治飲食不調之寒熱氣也甜者土苦者
性急泄肺傷胃治癥瘕積聚之結氣破堅逐邪金
能攻堅而苦更下泄也通利水道肺氣下注則水

不留也。故肺中水氣膹鬱滿急。非此不除。 炒爲末。棗肉爲丸。每服十五丸。桑白湯下。日三服。治通身腫滿。 同大棗煎服。治肺癰喘急。不得臥。及支飲不得息。 用紙襯炒黑。同知母貝母等分。棗肉砂糖爲丸。彈子大。每綿裹一丸。含之嚥汁。治痰飲咳嗽。甚者不過三丸。 防其傷胃。故必以大棗輔之。 本經下品之藥。皆有毒。葶藶無毒。而亦入於下品者。走泄太過也。故病人稍涉中虛。陰虛。及膀胱虛。無氣以化者。切忌。 炒香用。

狼毒根　氣平味辛。莖葉有毛。入水則沉。皆屬金氣。浮水者為防葵。功用畧同。有大毒。兼火氣。主治欬逆上氣。辛以散皮毛暴感之寔邪。破積聚。金能攻利。飲食寒熱。飲食壅滯而為寒熱。水氣。火氣溫肺以行注節。惡瘡鼠瘻疽蝕鬼精蠱毒。皆寒水所結。火能溫之。殺飛鳥走獸。以其毒也。心腹連痛脹急。肘後方。此二兩附子半兩。腹中冷痛。脇下氣結。上方加旋覆。蜜丸。擦疥癬。夾陰傷寒。生切、遍擦遍身不痒者便是此症。即以所擦之根。同米泔水飲。陳者良。醋炒用。其浮水者名防葵。辛寒。走散。祛逐風虛。通利血脈。千金方。每與參朮鍾乳石英同用。主疝瘕腸泄。膀胱熱結。溺不下。小腹支滿。欬逆濕痞顛癇驚邪狂走。皆濕濁支塞之病宜此開除積垢久服堅骨髓益氣輕身。濁垢去則髓充氣自復。若臟虛腎邪逆滿久服反助腎火引領痰溼上侮心君令人恍惚見鬼。

天仙子即莨菪子

莖葉有毛花紫色寔如小石榴房中子如粟米青白味苦氣寒得太陽寒水之氣太陽本寒標熱能散陰中之陰邪有毒故治齒痛出虫。虫蠼而痛以毒攻之。肉痺。陽熱之氣能溫肌肉。拘急。筋不和柔太陽能主筋所生病。久服輕身健行。太陽之別起筋中出外踝名陽蹻少陰之別起跟中循內踝名陰蹻太陽合少陰標本之精而助蹻脈也。強志益力。陰水之精充也。通神見鬼。陽熱之化之功多食令人狂走。下品毒藥忌久服石癰堅硬不作膿。為末醋和敷。可拔出瘡根跌撲折傷羊脂調末敷其根止瘧。燒灰水下一錢治虫癖。搗爛和蜜敷惡刺傷人。水煑浸冷即易之箭頭入肉。同上皆千金之神方狂犬咬人。同鹽搗敷噎膈反胃。其性走利去胃中留滯。若胃虛則忌此物煑一二日尚能生芽陰毒之性能使痰迷心竅故忌多服。

狼牙一名牙子又名抱牙其根如獸牙也俗名尖尾芋苦寒有毒。性功同狼毒而稍緩主治邪氣熱氣。太陽之氣上行。則能清散在表之邪熱。疥瘙惡瘍瘡痔。苦寒又能下洩也陰瘡癢爛少陰脉滑而數乃生陰瘡苦寒煎水洗寒能治少陰少陽之火熱瘡爛也。去寸白虫。蜜丸漿水服九種心痛卒中惡腹脹滿冷積心胸痛。亦有虫積痛者冷衝上氣落馬墮車血疾。金匱九痛丸治之。此與人參吳萸干姜各一兩附子三兩巴霜一錢蜜丸如梧子大日服二三丸搗貼金瘡。按厥陰傷寒亦有用此擦身取其變黑者同米炒煮水飲功與狼毒不殊皆禀太陽之氣化也○中濕糜爛生衣者殺人。其葉蒸醋貼爛瘡最去腐消腫焙貼洗風濕爛脚

常山即恒山　苦辛寒有毒得西北金水之化氣而多生於東南是從西北之陰而外出於陽故能從少

陰而達太陽之氣以外出。治傷寒寒熱。外傷寒邪先寒後熱也。熱發溫瘧。病藏於腎則為先熱後寒之溫瘧陽氣外行則止。鬼毒。太陽標熱外達神氣乃浮鬼毒自散。胸中痰結吐逆。或涎飲結澼膜原脇下。生用同甘草尖栝則滌心胸肓原之痰酒浸炒同厚朴則破腸胃脇下之痰飲痰水消吐逆自平也。

其苗名蜀漆。本經謂其主瘧，金匱治獨寒之牝瘧有蜀漆散，溫瘧再加蜀漆，是功與常山同耳。古人根苗并用，後人以苗難遠市，故但用根。又傷寒脉浮，病在陽也。誤用火迫致亡其君主之陽，則神氣外浮，驚狂不安，仲景用桂枝去芍加蜀漆龍牡湯益太陽與君火合而主神明用桂枝保心陽龍牡製火邪而鎮浮越蜀漆啟太陽之陽以上接心陽兼洩伏熱也瘧皆伏邪或伏臟腑膜原而爲三陰瘧或伏於腎爲温瘧或伏於心爲但熱不寒之癉瘧俱藉此達邪外出李時珍乃謂須用在發散表邪及提出陽分之後豈邪已外出而反用辛散不慮其傷正氣乎

藜蘆

辛寒內黃外黑得土金水相生之氣化故治蠱毒土氣運行也欬逆金氣流通也洩痢腸澼水氣四布也頭瘍

疥癬。金制風惡瘡水濟火也殺諸虫毒去死肌。土勝濕解毒而主肌肉所治皆積氣內盛風痰壅滯之病

附子　辛溫大熱。毒。主治風寒欬逆邪氣。太陽陽熱之氣不周於皮毛則寒邪逆於上附子益太陽之標陽寒濕踒躄拘攣膝痛不能行步。少陽火熱之氣不行於肌關之骨節故也附子能助少陽之火則寒不下着破癥堅積聚陽氣虛而寒氣內凝血瘕血寒聚而為瘕金瘡寒在血內則刀傷潰爛而肌不長　川產者佳。今市者皆陜西附子。其力薄。宜火氣司歲之年收之。水浸火炒。用若童便煮。則力減。川烏頭乃初種而未生附子者。如芋之頭。主

風證。其附烏頭根生、而不相連者、爲附子。如芋之有子也。旁生支出而小者、名側子。獨生無附、長三四寸者、名天雄。臍皆上生、尖則向下、故皆益上焦之陽、以補下。不可泥於天雄益上、附子補下之說。須選蹲坐正節、側子又少、除去側子、其附子有一兩重、色花白者、爲有力。有節、多乳者、次之。形不正而黑皺者、下。

草烏則烏頭之野生者、處處有之。其根外黑內白、皺而枯燥。

側子生於附子之旁。辛熱大毒。其氣輕揚、主發散

四肢充達皮毛治風癱瘓外臺秘要有側子湯

七葉一枝花一名蚤休一名草紫河車一名金線重樓一名三層草一者水之生數七者火之成數一水二火合而爲三此草三層每層七葉一莖直上一花七瓣根似肥薑皮赤肉白此禀水火之精以行金氣味苦氣微寒交通心腎以滋陽明胃汁有毒治驚癇搖頭弄舌月内小兒先天受熱胎驚胎癇之病惟此能辟穀修煉元真可治胎息之病胎風手足搐熱氣在腹中熱氣得於母腹之中及小兒内熱生風之病俱可瘧痢疾開結導熱之功醋磨敷瘰癧癰腫蛇毒諺云七葉一枝花深山是我家癰疽如遇

者一似手拈拿又詳山草部莖赤黃
長三四寸上有金線垂下故名金線重樓
兒曰即天臼一名獨脚蓮九臼又名馬眼其花暮西朝東向日而轉其
葉五出或六出花在葉下為葉所蔽是得天陽而
藏其德者也故曰天臼且一年根作一臼九年作
九臼乃合乾金純陽之數著為上故又名九臼形如蒼
朮及黃精之歧曲以連生臼竅為別氣味辛溫有
毒主殺蟲毒鬼疰精物辟惡氣不祥逐邪邪瘧陰
疽解蛇蟲百毒一皆太陽陽熱之化非徒以毒攻
毒之說故金匱治傷寒用之則愈不復發助太陽

之氣也。又子死腹中。無灰酒下一錢。射工中人。寒熱發瘡。其葉一握醋擣汁服。亦純陽消陰之效耳。

射干　葉叢生。橫鋪一面。如烏翅。故又名烏扇、扁竹、仙人掌。苦能下洩。辛微溫能升散。有毒。功崇散結氣。解毒欝。故治欬逆上氣。喉痺咽痛不得息。之要藥。腹中邪逆。食飲大熱。宿血在心脾則發熱。瘧母。金匱鱉甲煎用之。燒過取其降厥陰相火也。中射工毒生瘡。同升麻服。渣敷之。便毒。同生姜煎服得利即效。蠱毒。千金方用之。但性善降瀉。虛人忌之。

萹蓄　亦名扁竹。延生道旁。葉細如竹節。紫。三月開紅花。苦平無毒。得木火之氣。去脾濕。通利三焦。從經脉而達於肌腠皮毛。治浸淫瘡。脾濕所生從口流向四肢可治。從四肢入口者不治。疥癬。熱肉之血不充於皮毛。疽痔殺三虫。宜黎蔓草部。

玉簪根即白雀花　苦平溫有毒。入骨耎堅。治骨鯁。搗汁以竹筒灌入喉。不可着牙齒。點牙即落。乾的一錢白砒三分白硇七分。蓬砂三分。灵仙三分草烏分五。一方塡入鱖魚腹內存性。點牙即脫。

鳳仙子即急性子　苦溫小毒。透骨軟堅。通竅。摟頑痰下。死胎積聚。噎膈骨哽。性同玉簪。不可着牙。多食戟人咽。治狂痴。勝金丹用之。取其性急。領砒藥吐泄也。塗痞塊。同獨蒜射香阿魏。煮肉易爛。投數

粒同煮花治蛇傷擂酒服連根莖治小腸氣煎精肉食花

陰干浸酒治偏廢

風茄花即曼佗羅花辛溫有毒浸酒治風令人昏昏如醉動火故麻藥用為首推同麻子等分研熱酒下三錢少頃即昏寒

濕腳氣煎湯洗

鬧羊花即羊躑躅羊為火畜在辰為未在卦為兌此花稟火土金之化辛溫大毒羊食之則躑躅而死能走金主之皮毛土主之膚肉以去風寒濕邪故治賊風在皮膚中淫淫痛中風癱瘓諸痺皮脉肉各痺溫

瘧。邪氣內薄於火主之經脈。惡毒。以毒攻毒劫頑痰切細同生熟烟食按局方伏虎丹用之治中風癱瘓治蠱毒方有躑躅花散其性毒烈可知切忌多用中其毒者黃糖貫蜆湯萊菔可解　其根入酒飲能殺人不可近眼令人昏翳同南星川草烏尤甚其子敷無名腫毒可消。

芫花一名去水又名頭痛花　凡草木根荄在下者性欲上行花寔之在上者性復下降此物理之自然也芫花氣味溫苦辛花開赤白得金火之氣化主行心肺

之氣下降以消痰飲水腫故治欬逆上氣喉鳴而喘傷寒心下有水氣干嘔喘欬者表未解用小青龍散水於表表已解用十棗湯逐水於下咽腫短氣疝瘕癰腫皆痰濕內壅也蠱毒鬼瘧火氣殺虫魚毒故也水浸一宿曬乾醋炒以去其毒用則微熬不可近眼泄人真氣忌多服

蕘花　氣味苦寒花開五六月炎夏之時禀太陽本寒之氣而合太陽標陽之熱故有毒主傷寒寒傷太陽標陽之氣達之溫瘧邪伏於腎苦寒攻之下十二經水膀胱水氣藉太陽陽熱運行周身以外濡皮毛內通經脉若水氣不行須此運參之破積聚大堅癥瘕蕩

滌胸中留澼飲食寒熱。太陽之氣，從胸膈出入，陽熱運行，則痰飲留澼消，而堅積亦去，節飲食內停之寒熱亦除。利水道。仲景用之以止利，水去利自止也。又小青龍湯云：若微利者，去麻黃加蕘花，亦取其利水也。小青龍加之，如雞子大，熬令赤色。大如雞子，形圓象心也。熬令赤色，象火也。氣味雖苦寒，而有標陽之熱，恐後世不能司歲備物，故加炮製如是耳。芫花紫葉，尖如柳；蕘花細黃，莖無刺，絕不相似。其可代芫花者，性之逐水同也。

白附子　辛甘大溫。破胃陰以達陽，而上通心肺，引藥上行凡陽虛而風寒鬱結成熱者藉之以通達可佐風藥以成功非散風之品也治心痛血痺諸風冷氣足弱陰下濕癢中風失音癘風眩暈癇疝祛風痰急驚皆陽虛陰結而爲熱之風病又陽明胃脉營於面故去頭面遊風百病作面脂消斑疵但燥血耗氣虛人宜少用或曰益陽達陰大治風虛不同風藥耗陽竭陰多用不妨根如草烏之小者長寸許皺紋有節冷熱灰炮裂用

本草求原卷七

香木部

側栢葉葉扁而側生故名木皆向陽栢獨西指味苦入心濇入肝氣微寒入腎是木媾于金使肺陰入心降火以歸水故能清金平木為肝火凌肺以致上下失血之要藥血原于水成于火火上而不下則金受刑而肝陽獨升血乃病火宅于水者金收之用也但性寒而燥必配熱藥而血乃行古方同干姜阿膠或同姜艾韭以治吐血至合黃連治尿血合白芍治月水不斷亦必用酒之辛溫以行之恐血寒而凝也其有單

爲末以治嘔血。燒灰以治便血。亦用米飲以和之至九蒸九晒合炒槐花治下血。雖因酒毒亦用酒下此可見矣○同榴花末吹之治衄血。隨月建方取之去濕痺歷節風痛大風眉毛鬚脫落。燥去濕。金平木之功○同連根葱酒煎。治中風涎潮不語。米飯上入蒸陰乾煎服治內風。同遠志茯苓蜜丸。仙靈脾酒下。治風濕歷節痛晝靜夜劇。皆清血而肝風自熄也。塗湯火傷。搗爛水調塗。生肌殺蟲炙罨凍瘡。汁烏髭髮。或生或炒用桂牡蠣爲使惡菊宜酒元旦飲椒柏酒以辟邪。

柏子仁　春花秋實。本木氣而孕。得金氣而結。氣平而香。平清肺。香通竅。舒脾。味甘而潤。益心脾之血。入肝經氣分以暢氣而化血潤本金之厚氣木得金氣而化氣化而血乃和也。主驚悸。木和于金則肺陰入心而和于火。以生心血。安五臟。氣化血生之效。益氣。肺貫心以行呼吸。金和于火則心。血生而心。肺之氣亦暢。除風濕痺。秋金之令。能燥濕平肝。潤澤皮膚聰耳明目。血足竅通之功。潤肝腎悅脾。補脾藥多燥。此潤而香。能舒脾。燥脾方中加之最妙。益智寧神。療恍惚。止汗。汗為心液。愈驚癇大便青白。驚癇便青白木乘金病。從臟發也。老人虛秘。同松子仁。麻仁溶蜜蠟丸。少加黃丹。經水虛濇。八珍倍歸加紅花以此為君。燒瀝澤髮治疥癬。按方書治遺濁。瘻攣。脇痛虛勞吐血皆用之。關格目疾亦用之。

徐靈胎曰人之生理謂之仁。仁藏于心。物之生機在于實故實亦謂之仁皆能養心柏仁得金氣堅剛故能寧心神斂心氣而不爲邪風遊火所侵按物之多油者皆滑脾滯痰此獨芳香走氣故好古以爲肝經氣分藥同麻仁等滑脾單食久服反能燥脾而無傷中泥痰之患但陽道易舉暑濕作瀉者忌之　微炒去油用油透者勿用畏菊花

栢節　去風痺歷節風煮汁釀酒治瘑瘡疥癩燒取油

栢脂治身面疣同松香研塗　栢根白皮治火灼湯油傷用猪油調塗能凉血生髮

松脂即松香甘辛平。屬陽金無毒。松有脂如人有血。芳香帶燥。爲陽中之陰。能令肺陽化陰。入心故治血中風病。主癰疽惡瘡。頭瘍白禿疥瘙。風氣皆血中病除胃中伏熱。咽干消渴。去上焦邪。下氣潤心肺皆陽中之陰不足陽中陰化。則血生而諸症自可悉退。諸本草耑謂其燥。豈燥亦能治此等症耶。歷節風痛。煉五十遍。和煉酥十分之一。調酒服生肌止痛。殺蟲。齲齒有孔用此塞之。虫從中出脂方士辟穀延齡方用之必蒸煉多次。去苦澀以桑柴灰淋汁煑十次。又酒煑二三次。方可食。然多致腸寒而死。不可輕信。

松節堅勁不凋。苦溫純陽。耑燥血中之濕陽中之陰不足則血病干風陰中之陽。不足則血病于濕然濕不化。亦生風爲陽虛之風故治筋骨間風濕諸病。浸酒良。轉筋攣急。用一兩同乳香一錢去油爲末。木瓜酒下。風蛀牙痛。煎水含。或燒灰日揩血燥人忌之。

松花拂取似蒲黃。甘溫潤心肺。益氣。除風濕。勝于脂節。止血。吐血久不止有松花散。治痘瘡濕爛。但不堪停久。宜鮮用。多食亦發上焦熱病。松毛、釀酒煮汁代水。亦治風痺脚氣。

玉桂　辛甘而熱。下行。入肝肺腎血分。補命門相火。導火歸源。所謂腎苦燥。辛以潤之也。一名菌桂。菌者根也。本乎下者親下。故能引肺氣歸宿于腎。內則通達臟腑陰蹻。

督脈散能養精神。君火之氣流行消陰寒。止腰腹冷痛治奔豚疝瘕。皆腎積寒病冷痰。利肺氣使下行外則通利血脈以和營衛。衛氣弱則營血不運桂助氣上行陽道使氣血同行故十全大補于八珍加之故治寒痺筋骨攣縮。紓筋利肝氣。和顏色。除風濕陽虛自汗。為諸藥之先導主百病。辛香能分達于經絡也。凡陰盛與藥相拒者非此不能入溫脾胃消食。補火以生土。欬逆結氣。氣不歸元須桂引火歸宿丹田。陰盛失血。木得桂而枯。削桂釘木根其木即死。又能抑肝扶脾。肝脈盛脾脈弱不能飲食若凉肝則脾愈虛緩脾則肝愈盛但于溫脾藥中加芍倍桂辛以平肝甘以益脾。從治目赤腫痛。以熱攻熱名曰從治驚癇濕

瀉。土為木尅。不能防水。古行水方中。痘瘡灰塌。同
亦多用桂。如五苓散滋腎丸之類。丁
香北芪温補虛勞。明目通經。辛散能通子宮。內托
托化膿。而破瘀調經。
陰疽。潰癰久不歛。動血墮胎。然胎下墜。非此不安。
脉弦細。或浮革。服苓朮而腹愈痛。非桂附十全不
應。又昔人以亡血不可用桂。然虛陽上乘。面赤戴
陽。吐血衂血。脉來虛大無力。或大而緊。吾每用桂
附而效。惟陰虛失血。脉弦細數者忌之。不得概以
其動血而置之也。同石灰摻膏藥上。貼癖塊效。亦
取辛温散結之力也。然必皮膚粗厚者宜之。出

嶺南桂州者良色紫肉厚味甘甜而微辛者勝。又名菌桂。其形狹長半捲而鬆厚者良。若堅厚太辛者爲西桂。又名板桂。不堪用。近有以丁皮混充。不可不辨。去粗皮用。忌生葱、石脂。勿見火。炒用則不犯胎。其說謬。

桂心　去外皮存中心。深紫油潤者。苦通心陽。辛入肺生水。以行血。能引血化汗化膿。內托癰疽痘瘡。同丁香治痘灰塌。消瘀通經。通脈。利關竅。治風痺瘕癥。喉痺。解見桂枝。玉桂。生肌。張石頑曰。爲九種心痛。腹內冷痛。

及破痃癖之要藥。（皆陽氣不足而血壅結之疾。）非若玉桂兼通經脈。和營衛。以治經絡軀殼之病。然辛皆橫行。皆走絡。不得謂心而耑溫營分之裡也。

桂枝（即牡桂。）凌冬不凋。氣溫。味辛。無毒。色紫赤。水中所生之木火也。桂枝治陽而助心主之神。本乎上者親上也。主上氣欬逆。（肺腎不交也。桂斂水結氣中之生陽上交于肺。）喉痺。（三焦之氣不行于腠所致。桂得少陽之木氣。通利三焦。則結通而痺自解。）吐吸。（吸不歸根。即吐出也。桂引下氣與上氣相接。則吸氣直歸丹田。）利關節。（兩肘兩腋兩髀兩膕。皆機關之室。周身三百六十五節。皆神氣之周行。桂之主發在枝。能助君火之氣。使心主之神出入于机關遊行于骨節。補中益氣。上下之陽不通，則寒氣鬱結于中。三焦通，則陰邪散而中焦與上下之氣皆益。久服通神。陽氣盛而光明。輕身不老。三焦通會元眞于肌湊所致。又達膀胱之陽氣從毛皮上合于肺，故能和營實表。衛陽虛而風邪犯之，則衛與營離而汗自出。桂枝實衛陽，使衛與營和合而汗自止，非桂能發汗也。以利水。膀胱之氣化則水行，肺之注節調則水利。橫行手臂肢節。治痛風脇風。痛風有風痰、風濕、濕痰、瘀血、氣虛、血虛之異，皆用桂枝引經，以其爲枝走四肢也。脇風屬肝，桂能平肝。傷風頭痛。散下焦蓄血。去皮膚風濕。皆風寒凝結于肌湊，血不循經而血化爲濕也。

徐忠可曰：後世因桂枝湯爲傷寒首方，又因有春夏禁用桂枝之說遂認桂枝為發汗之品除有汗發熱惡寒一症他症概不敢用不知古人用桂枝取其宣通氣血為諸藥嚮導即腎氣丸古亦用枝其意不止于温下也他如金匱論虛損十方七方用桂枝孕妊用桂枝湯安胎又桂苓丸去癥產後中風面赤桂枝附子竹葉幷用建中湯用桂枝為內補是桂枝為通用之藥若玉桂則性熱下達非下焦虛寒不可用今人腎氣丸十全大補俱用玉桂襍温煖于滋陰藥中尚屬無碍而概用于通劑

則多誤矣余自究心金匱以後用桂枝取效變幻出奇不可方物聊一拈出以破時人之惑陳修園曰金匱謂氣短有微飲當從小便去之喻嘉言注呼氣短宜用桂苓朮甘湯以化太陽之氣吸氣短宜腎氣丸以納少陰之氣二方俱藉桂枝之力市醫不知也〇王好古曰有汗用桂枝以調和營衛使邪從汗出而汗自止非桂枝能開湊理亦非桂枝能閉汗也後人強爲之解謂桂枝湯止汗在白芍收營陰果爾何以發汗過多其人叉手冒心心

下悸欲得按反用桂枝甘草湯竟去白芍乎蓋白芍苦平微酸乃出地之風木爲陰中之陽引陰出地而陽猶未暢故曰曲直作酸眞陽藏地下桂枝導引眞陽而通血脈故合白芍以和營衛其發汗在于歠熱粥使穀充胃氣以達于肺肺主皮毛汗所從出桂枝本非發汗藥也至發汗過多以傷心液致心氣虛則用桂枝扶陽甘草補中乃陽虛之輕者甚而振振欲僻地則用眞武湯矣　仲景桂枝條下有去皮二字言取梢尖嫩枝内外如一若

有皮骨者去之。非去枝上之皮。而用桂枝木也。○玉桂氣厚。走裡而治寒滯。桂枝氣薄。走表而治陽蹻。乃心血分藥。兼走陽維。凡表邪必由陽維入。故仲景于太陽症及三陰症。陰盡復陽。皆用之。即厥陰當歸四逆亦用之。宜用尖有厚皮者。不取。

辛夷 即木筆花。

辛溫輕浮。入肺胃氣分。肺胃脉皆交于鼻。入絡于腦。升達膀胱陰中之陽。足太陽脉自內眥上額交巔。入絡腦。上行巔頂。通關利竅。主五臟身體寒熱。陽氣鬱遏。清氣下陷。頭風腦痛。引齒痛。鼻淵。鼻塞。及痘後鼻瘡。並爲末。入射少許。葱白蘸入數次。

面䵟。作面脂可去皮毛之風滯。久服下氣。輕身明目耐老。清氣升則
濁氣降而百體清寧。○肺主鼻。胆移熱于腦則鼻
多濁滯。風寒客于腦則鼻塞。經曰腦滲爲涕。王冰
曰胆液不澄則爲濁涕。如泉不已。故曰鼻淵。胃脉
環鼻入腦。腦爲元神之府。人之中氣不足。清陽不升
則頭傾而
九竅不利
辛夷與衆木同植必高于衆木其性直上故能升
達清氣且夏即含苞如筆頭經冬至春苞外有苞
人即采之是陰極而生陽畜陰中而長至陽出陰
中而成得春氣之最先故能達肝以升陰中之陽
上出于天蓋太陽膀胱爲陰中之陽入絡于腦爲

肺胃之根頭爲諸陽之會而腦爲至陰之髓海必得由陰出陽者治之乃切非僅以辛溫達陽已也但性走竄氣虛火盛者忌服　去皮毛微炒用毛射肺令人欬

沉香　稟受南方純陽之氣以生兼得雨露之陰液蘊釀于朽木以結故辛甘而苦微溫而不燥行而不泄體重沉水故能降眞氣墜痰涎怒則氣上氣能平肝氣香扶脾故理諸氣調中氣開鬱氣大腸虛秘氣痢氣淋冷氣惡氣皆治上至天下至泉用爲使最相宜色黑達腎故

攝火歸命門。煖精壯陽。凡心腹卒痛。上熱下寒。氣逆喘急並酒磨服。及痰血出于脾。皆宜。去怯安神重可去怯止霍亂邪惡氣。除癥癖。噤口毒痢。咀之軟。削之卷。色黃。鋸處色黑。名黃蠟沉。俗名銅筋鐵骨。伽倆。又襍以綠紋者。名孔雀伽。最良難得。鷓鴣斑者。名黃沉。炙之如牛角。黑而鬆者。又炙之。若黑而堅實。不鬆。味不甘而苦。或帶酸。或浮水。或半沉。則下品矣。 香甜者。性平。辛辣者。熱。入湯劑。磨汁用。入丸散。紙包置懷中。待燥。碾之。忌火。 木香升降滯氣。丁香祛寒氣。降香升理上焦清氣。其辛溫皆本于草木之氣味。而沉香之辛溫獨本于雨露之精華。所以升降眞氣。養諸氣。和衛氣。升降水火。諸香莫及。

同木香藿香砂仁治中惡腹痛。　同茯神人參治心神不足。水不升。火不降。同木香香附治婦人強忍入房。或過忍尿。以致胞轉不通。非利藥可愈。宜治其氣。　同蓯蓉麻仁治大腸液涸而秘。　同藿香香附治諸虛寒熱。　同丁香玉桂治胃寒呃逆。

○同紫蘇白叩。治胃冷嘔吐。同椒桂。治命門火衰。○昔人四磨飲沉香化氣丸滚痰丸、用之取其降泄也。沉香降氣散用之。取其散結導氣也。黑錫丹用之。取其納氣歸元也。但多降少升。氣虛下陷人忌之。○

一種形如木耳。名蜜香。俗名將軍帽。僅能辟惡去疫。不能溫脾胃納氣歸元。

丁香即雞舌香。辛達肺。溫達肝。而香入脾胃。無毒。能使肺氣歸胃而元氣無壅。自然下行入腎。故主溫脾胃。治嘔瀉冷痢白沫。乾霍亂。蘊脹。冷勞痃癖。呃噦呃有痰阻氣滯食塞不得升降者。有火鬱下焦者。有病後胃虛陰火上沖者有陽明內熱失下者當分症施治古方單用柿蒂苦溫降氣加丁香生姜開鬱散痰諸寒爲從治之法亦常取效然熱呃究不可恃。痛奔豚。同五味茯朮朝食暮吐。爲末。蔗汁姜汁爲丸痘瘡氣虛灰白不起。入陳氏異功散內。風腫諸毒風熱傷肝血營衛不宣鬱結而腫以此開發營衛爲從治之法。古有患血風疙瘩者用散風熱藥不應後以麻黃升葛射干甘草石膏合丁香治之而愈。鼻瘜。綿包納鼻中。風牙宣露同麝香射干揩之。壯陽事。煖陰戶。益元氣。治臍痏。能發諸香。

凡胃逆嘔吐。于健胃消痰藥中少加之。甚效。同陳朴砂藿白叩治寒霍亂寒食嘔吐腹痛加姜夏同陳朴砂姜麥芽草菓蒼朮治傷生冷腹痛同橘姜爲丸治虛寒吐瀉　熱症忌用　有子大如棗核者名母丁香去蒂及子用其力大　忌見火畏鬱金

丁香皮 似桂皮而厚枯而滯 治齒痛心腹冷痛瀉脹諸症

白檀香　辛温無毒調膈上諸氣散冷氣引胃氣上升進飲食通陽明經鬱結治噎膈嘔吐止心腹痛霍亂俱煎服元氣根于腎暢于脾胃統于肺能升卽能降故所治不止在上焦也消風

熱腫。風寒鬱而成熱治腎氣痛。水磨塗外腎并腰腎痛處。

紫檀　鹹平入血分和營氣消腫毒傅金瘡止血定痛。

降眞香卽紫藤香　辛温無毒入血分下行破瘀。上部瘀積胸膈按之痛或怒傷肝吐血色暗者宜爲末加入藥服功與花蕊散同。外傅治傷折金瘡止血定痛消腫生肌。同血竭爲末治血流不止明目卽結痂無瘢勝于花蕊石。熏癰疽惡毒。同乳香用去惡氣。辟邪。甘則活血。而不辣紫而潤者良。血熱者忌。忌火焙。

烏藥　采根親下于八月。陽中有陰辛温而不耗散能達陽。

和。陰。順氣以和血。故治氣血凝。滯。痰食稽留。中風中氣諸症。用烏藥順氣散氣順則風散也七情鬱結上氣喘急。同人參檳榔沉香降瀉兼補也。婦人血凝氣滯。男子腰膝麻痺一切冷氣。腎冷氣冲背。風水腫。吐瀉轉筋。痃癖。中惡腹痛。鬼氣瘴疫。俱同參甘沉香爲末姜塩湯下。名烏沉湯亦借參以行藥力。虛寒尿數。同益智爲丸。觀上所治斷不得以散氣目之得香附治百病。食少姜棗湯下瘧疾干姜塩湯下。有蟲檳榔湯下疝痛茴香湯下。頭風虛腫茶湯下。婦人冷氣米湯下。產後血攻痛童便下。同風藥疎風。同瘡藥治癰癤疥癩亦因氣逆而致血逆小腸疝氣。同升麻煎脚氣。同射酒浸温服痛入腹以雞且同煮一日去且食。

氣厥頭痛。同川芎茶清下。產後頭痛。同川芎以鐵錘燒紅淬酒下。血痢瀉血。燒研米糊丸。米飲下。慢驚。磨水灌。是上理脾胃元氣。下通腎經。除胸腹逆氣之要藥。故丹溪補陰方中往往加之。治蠱毒。貓犬百病。氣虛。氣熱者。勿用。采旁根有車轂紋形如連珠者。良。去皮酒浸。略炒。忌鐵。

乳香即薰陸香

係南番脂。本于陰水苦溫。達心肝氣無毒。能由血達氣。即達陽歸陰。故活血調氣。血本于陰而化于陽。主風水毒中風口噤不語。皆肝血之病。止霍亂邪惡腹痛腸澼。從血達氣之功通十二經心主血血生化經脉自調下氣益精。補腰脊。治腎氣。心屬火生血以達氣腎屬水生氣以化血二者相應。能入腎之血海以化氣氣盛則化精。精盈則氣益故經曰血者神氣也伸筋。筋不伸者敷藥加之療癰疽毒腫。生肌。止痛諸痛癢瘡皆屬于心。血活氣行之效托裡護心。香徹瘡孔使毒氣外出不致內攻女子血氣。並產難。折傷。猪獾獸食之杖打而皮不傷故功崇折傷治耳聾。癲狂。靈苑辰砂散去風散瘀辰砂一兩乳香棗仁各五錢。酒下。肆飲極醉聽睡勿驚驚醒則不治或加參名寧志膏。

同諸香驅邪辟惡。同歸芎調血催生。合二陳補中益氣。同四物托裡生肌。同眞茶、以鹿血爲丸醋下。止心氣痛。同枳殼。或辰砂射末。酒下催生。瘡潰及膿多忌用。如乳頭紫赤者良。明黃者次。之酒研。水飛。晒干。或箬盛焙去油。以砵坐熱水中。燈心同研。

沒藥　色黑。苦平。微寒。無毒。本金水之氣。以生入衝任。之陰。上達心肺之陽。以散血乳香色赤本心肺化陰之陽以歸于下。有相濟之功亦消腫止痛生肌。故每與乳香同用。血滯則氣壅。氣壅則經絡滿急。故腫且痛治跌仆杖瘡金瘡。傷經絡血肉則瘀壅而痛腫。產後氣血痛。舒筋膜。俱熱酒調下。補心胆虛肝血不足。推陳即能致新。治惡瘡痔漏，卒下血，翳暈目赤。肝血熱。固齒，長鬚髮。陰化而際于陽之功。墮胎，破癥。虛痛、癰疽已潰及諸痛不因血瘀者勿用。痛各有因。風痛以消風爲主，虛痛以補血爲主，鬱熱以清熱爲主。加乳沒以行之，不得耑恃乳沒也。同虎骨炙爲末，酒下，治歷節痛。同乳香、米粉炒，黃酒調，貼筋骨損傷。同乳香、童便酒下，治刃傷未透膜者。亦樹脂入地所結而成，色黑帶赤，明透者良。修治同乳香。同胡索、乳香、千漆、鱉甲、血珀，治產後血暈。同乳香、芎、歸、丹皮、牛七、續斷，治內傷胸脇骨痛。

血竭（即麒麟竭）。南番木脂。色赤如血。甘鹹平（得水土之涼氣）無毒。入血分。補心包肝。血不足為涼血。和血止痛。散瘀生新要藥。治內傷血聚。金瘡折跌。一切刺痛（並宜酒服）。生肌斂瘡口。（同射香大棗灰研津調塗）主慢驚瘛瘲。（乳香半之為丸人參薄荷湯下安魂定魄益氣）白虎風痛膝熱腫。（同硫黃溫酒下）性急不可多用。卻引膿。無瘀勿用。（乳沒兼入氣分同用乃無壅滯）磨指甲弦紅透甲。燒之赤汁涌出。久而灰不變本色者真。嚼之不爛如蠟者良。草竭色紫。炙之（假者是海母血味太鹹氣腥。單研用。同衆藥研。則作塵飛。同乳没自然銅麻皮灰狗頭骨煅䗪虫碎補。治一切跌打。同乳没。髮灰輕粉氷片象牙末紅粉霜。摻一切金瘡及腫毒。生肌止痛。

氷片卽龍腦香。南番波律樹之脂。辛苦溫。入肺心脾。無毒。香竄開氣利竅。透骨。治熱傷氣閉。以致熱結于血者。爲從治法。主喉痺。驚癇。痰迷。目赤膚瞖舌出。不論內外熱結。皆能開痘陷狂煩。猪心血爲引。酒或紫草湯下。引入心經。去心熱血瘀。以發之。耳聾鼻瘜。點之自落。風入骨髓。下入腎。入骨。上透耳目巔頂。隨所結之處而皆通。但不能從裡達表若風初中肌肉血脈用之反引風入骨難出、骨痛。齒痛。屬骨中風牙噤。同南星搐之敷下疳痔瘡。經絡通達熱毒自出但耗氣。忌多用。人欲死。吞兩許。氣即散而死。目病風病屬陰虛者忌之。又主產難三蟲。舌出寸許用此摻之即縮。引火歸元也。同黃栢炭燈心炭枯凡治風熱喉痺。○白如冰作梅花片者良。以杉木炭養之則不耗舊磁砵輕礦急研則耗人多以樟腦升打亂之忌見火

樟腦即樟香腦子又名韶腦。辛熱香竄。能于水中發火。通關。利滯。去濕。殺蟲蝨。止痛。治中惡卒死。燒烟熏之。辟衣箱疰蟲。熏之治干霍亂。脚氣腫痛。同烏頭醋丸彈子大置足心微火烘之衣

覆之汗出。疥癬癩瘡。樟木片浸水煎成。忌見火。如涎效。干霍亂以樟木屑濃煎汁吐之

蘆薈。。大苦泄熱。大寒清熱。尚泄肝經風熱。不使乘制脾胃以成濕滯。胃行氣于三陰三陽。脾屬至陰更爲胃行其津液。風淫乘土。則熱鬱于中。陰液不行。滯而成濕。宜此泄陽存陰治五疳。脾熱亡津之病殺蟲風濕所化除煩。主驚癇。胸膈熱。明目。鎮心。心肝之火不擾也。通大便。同辰砂酒爲丸酒下。泄心小腸之火傅䘌齒。濕瘡癢搔有黄水。及頭面風濕癬瘡。同甘草和敷。衝脈爲病。逆氣裡急。及經事不調。腹中結塊上沖。非此不除。吹鼻殺腦疳。除鼻

癢。脾胃虛弱大忌。出波斯國。木脂。如黑餳。味苦色綠。散水中化而自合者眞。須另研

安息香 外番辟邪樹脂。苦辛平無毒。能暢陽明之氣而祛。陰濁。燒之去鬼。屬陰來神。屬陽服之治心腹惡氣血邪。惡氣聚乃有血邪。鬼疰。鬼胎。蠱毒。霍亂。風痛。卒然心痛。嘔逆。遺精。腎冷。產後血暈。中風。風痺。風癇。鶴膝。腰痛。耳聾。皆氣之惡血之邪。傳尸。癆瘵。夢與鬼交。燒烟薰丹田穴但耗氣。氣虛陰虛忌用。忌經火 如瑪瑙研之白者上。粗黑夾沙石樹皮者次。有屑不成塊者下。

燒之集鼠者真。如餳者爲安息油。能發衆香。故取以和香。

同鬼臼犀角牛黄丹砂乳香蘇合香氷片雄黄射。治鬼疰尸疰殺癆蟲痳魘暴亡卒中邪惡。

蘇合香油　集諸香汁煎成甘温無毒辟惡殺鬼精物。治温瘧蠱毒癇痓去蟲除邪透竅開鬱辟一切不正之氣凡痰積氣厥用爲先導治痰先理氣。凡山嵐瘴濕襲于經絡拘急弛緩非此不除但性燥逐寒中冷風陰虚氣熱忌之　以簪挑起徑尺不斷如絲漸漸起鉤香透手背者眞。忌見火。

蘇合香丸。蘇合油一兩。安息油二兩。酒熬溶。入白朮、香附、青木香、檀香、沉香、丁香、射香、蓽撥、訶子肉、朱砂、犀角各二兩。冰片、乳香各一兩。叻蜜爲丸。除邪氣。破血。止心腹痛。霍亂吐瀉。中氣中風。痰厥口噤不語。傳尸骨蒸。肺痿疰忤。鬼氣時氣。瘴瘧赤白暴痢。月閉痃癖。疔腫驚癇。又每酒一斗。入丸一兩同煮。極和氣血。辟邪去腹中諸疾。解風與冒寒。

阿魏　西戎南番木脂。辛温有毒。臭能止臭。是能使氣。化故能使。形。化積肉食堅積。同參橘稜莪砂仁煎服。或同硫黃蘇合射入膏藥貼一切痞塊。又皮裡膜外有血鱉流走。痛欲死。以手揑其到處。用阿魏塗之。即以厚紙糊蓋其上。不令藥氣泄。俟三個時。放手不見走動。鱉即死。人之自化殺細蟲。解蕈菜自死牛馬肉毒。辟邪。治積瘧。同朱砂糊丸、人參湯下。積痢。亦以上方、黃連木香湯下。瘵癆尸疰惡氣。同安息百部朱砂青黛癩疝痛。此敗精惡血結在陰囊。用二兩以醋和蕎麥面。包煨熱又檳二枚。鑽孔溶乳香填滿。赤蕎麵包煨熟。式白丁香一錢赤芍一兩糊丸。酒下。三十丸。小兒盤腸內吊腹痛。同熟蒜搗丸艾湯下。噎膈。靈脂炒烟盡等分。以黃雄狗胆汁為丸。唾津送下。亦治痞塊。忌羊肉醋麵心腹冷痛。辟瘟瘴霍亂蠱毒。皆化惡氣之功。但脾胃喜香惡臭。

此物臭烈。脾胃虛人。雖有積塊慎用。軟潤黃散者上。堅硬枯黑者下。安銅器一宿。沾處白如銀。能止臭者眞。用砵研細。熱酒器上裛過用。

胡桐淚　西土胡桐脂入土。得斥鹵氣結成。苦鹹寒無毒。木火受西方金氣。入土而歸于寒水。治陽明濕熱。齒痛。風蟲牙痛。風疳䘌齒。合黃丹摻之。或合枸杞根煎漱。齒䘌牙黑。腎虛也。合丹砂射香摻之。〇風木受寒水之化。熱行風自靜。骨槽風。齒爲骨餘。屬腎。兩陽明之支入齒間。咽喉熱痛。磨掃取涎。瘰癧結核。鹹軟堅。形如小石片黃土色者良。梧桐脂流入土石。得鹵斥氣結成。亦可代之。

楓香脂又名白膠香。　其葉霜後卽丹。其脂采于冬。辛苦而平。是金得火以生水。為活血化血之妙品。故治吐衄咯血。一切癰疽瘡疥。止痛生肌解毒同輕粉猪膏塗諸瘡不合。金瘡為末敷之能續筋。中風。腰痛。行痺。痿厥。脚氣。皆風淫血滯之病。脾虛久瀉同粟殼龍骨炙草干姜化陰血以為陽之守也。同綿灰米飲下。或同蛤粉以姜汁下。或同銅青為末。入干柹內煨食。皆止吐衄咯血。　色白微黃可亂滴乳。今人以松香之清瑩者充之。　蘿汁煮甘沸。入冷水中揉扯數十次。晒干用。　又血熱生風齒頰腫痛爲末擦之。燒過揩牙。永無牙疾。

杉

辛苦温而香。無毒。薰洗臁瘡。極效。其節。直上而竪。治脚氣痞絶。脇下有塊如石。同橘葉檳榔連皮童便煎服。大下即愈。○葉治風虫牙痛。同川芎細辛酒煎含漱。○子治疝氣。研酒服。一歲一粒。○皮存性。治火傷。閑柏搽。節浸酒。又止痛去骨節風。

本草求原卷八

喬木部

黃蘗即黃栢　苦能勝濕堅腎。寒能清熱。瀉膀胱。相火。爲足太陽引經藥。主五臟。屬陰熱邪傷陰宜退火以益陰腸胃中結熱。胃之三脘根于任脈腎陰不足不能上蓮以化胃陽則熱結而病于濕。黃疸、腸痔、止泄痢、女子漏下赤白。皆熱濕傷陰陰濁與血妄行陰傷蝕瘡。陰戶傷蝕成瘡亦因濕熱下注壯水堅骨。治陰痿及諸痿癱瘓。熱勝則傷血血不榮筋則軟短而拘濕勝則傷筋筋不束骨則弛長而爲痿黃柏入腎經血分于黃芪湯中加之助陰以育陽不致壯火食氣則氣力涌出合蒼朮清熱燥濕爲治痿要藥故曰痿病獨取陽明或兼氣虛血虛脾虛腎虛濕痰死血又當加治。下焦濕熱腫痛。尿黃不利。合苓澤知母。凡尿秘渴者熱在氣分宜苓澤治肺不渴者熱在血分宜知栢治膀胱無陰則陽無以化也。昔人病尿秘腹堅如石腿裂睛凸遍服治淋利水藥不效此膏粱積熱損傷腎水致膀胱不化火氣上逆而為嘔吐噦遂以滋腎丸方用酒栢酒知母末玉桂為引導服百丸少時前陰如火燒尿涌出腫脹消骨蒸勞熱。遺精失血。陰傷則陽亢還以蝕陰而益陰即以伏陽合氷片蜜丸麥冬湯下治心脾熱夢遺以酒蜜人乳米泔四製酒下治痔漏下血。痢疾先見血。衝任氣逆。白濁臍中痛。先見血下焦熱也。臍下痛腎火鬱也。酒炒黃連折上焦血熱酒炒黃栢伏下焦血熱。諸瘡痛癢。臁瘡。頭瘡。佐輕粉豬膽汁調搽之口舌瘡。蜜炒研含。若中虛而生。又宜四君補虛加丁姜散火或加桂附引火洗肝明目。殺蟲。安蚘。得柴胡入胆。得升葛黃連。入腸胃脾。佐杞地牛七。五味鱉甲青蒿。益陰除熱。佐杞地沙苑女貞甘菊。益精明目。得猪胆水銀粉。去熱蟲收瘡口。得鉛丹。生肌止痛。得苓朮川瓜石斛生地。除濕健步。得芍甘。主腹熱痛。得知母。上清肺金。此下制陰火。則金水相生。蜜炙焦煨熟蒜爲丸。米飲下。治妊娠白痢。川產肉厚鮮黃者良。生用降實火。蜜炙治中不傷胃。炒黑止崩帶。酒製治

上入血止痛鹽製治下入骨

附陰虛及諸火論　羅周彥曰先天無形之元陰藏于左腎中默運于精神之內爲腎水之母氣後天有形之腎水陰精附于脾胃化于人迎寄于心脉爲營血之母氣所謂血本于水而成于火也唯先天未損而七情六淫暴傷其營血致累于腎水使相火動而水不能制少火化爲壯火而元陽無陰以宅之則三焦之元氣皆病是謂陰虛則無氣也自宜知栢滋陰降火以伏之若先天之元陰受

傷脉弦數無力爲腎水之母氣病無根虛火游行而妄用之則反損其元而絕其生身之機矣故實熱宜用尺弱虛熱及陰陽兩虛忌之卽血虛血停發熱亦忌俗人止謂久服寒中傷胃猶皮相也丹溪曰心君之火人火也可以水滅可以直折宜黄連入心制之相火者天火也龍雷之陰火也不可以水折宜黄栢入腎陰從其類而伏之如鳳髓丹合砂仁甘草是瀉相火法汪昂曰虛火宜補實火宜瀉燥火宜滋潤鬱火宜升發濕火宜清熱利濕

兼補脾相火寄于肝腎宜滋陰養血壯水之主以制陽光又曰火症最多有本經自病者如怒動肝火焦思生心之類是也有子母相尅者如心火尅肺肝火尅脾之類是也有藏府相移者如肺火咳嗽久則移熱于大腸而泄瀉心火煩焦久則移熱于小腸而爲淋閉是也又有別經相移者有數經合病者當從其重者而治之　又按黃栢瀉膀胱熱結之火是實火伏于陰中也若陰水中之真火則宜溫養不宜寒瀉丹溪但謂其瀉陰火語未分

曉。

厚朴　氣溫。入肝能祛。風寒。散結。味苦。能下氣泄滿燥。濕。泄散主降。所治皆實症。無毒。主中風。有便溺阻隔症。傷寒。有下之微喘症。有發汗后腹脹滿症。大便鞕症。頭痛。有濁氣上冲症。俱主以厚朴。寒熱。濕散寒。苦泄熱。驚悸。氣逆之驚悸。宜泄散。氣血痺。死肌。寒濕傷肌理。氣血則閉而死。散則氣行。泄則血行。去三蟲。虫皆濕所化。除脹滿。同參朮苓芍。疏胃消食。同查芽枳麯陳砂草菓。止滯下。同連甘芍橘皮檳榔木香滑石。胃冷嘔吐。同姜橘藿砂蔻。冷癖堅塊。同參檳稜莪青皮。腸風下血。姜朴五錢爲君。白朮土炒一錢助其健運。芽麯各一錢佐其消導。北味一錢斂其耗散。陳米四十九粒和之。此症多屬脾胃虛寒。不能攝血。此方神效。即酒客濕熱下注便血。亦效。

按厚朴入血中氣分，嵩治寒濕。然佐大黃枳實又瀉熱實滿；佐陳蒼除濕滿；佐解利藥治傷寒頭痛，如正氣散是。同治痢藥消腸胃積滯；佐參朮諸補藥則化補中之滯以消虛脹；同清熱燥濕藥則散濕熱之結，而寒藥不致停留。所謂濕熱不宜純甘，虛而有濕熱者宜于苦以佐甘也。枳殼以苦寒泄滯，此以苦溫散結。施于燥熱之結尚可從治，而枳殼則不得施于寒濕。蓋寒主降，降而復下之爲害甚矣。脹滿有氣虛血虛食積痰滯抜熱抜濕寒鬱怒鬱死血之不同各宜隨症以爲主治不得耑用行散也。脾胃行氣于三陰三陽脹滿悉屬脾胃此味夏天開花結子得夏宣泄之氣故温中散結。平胃調中佐蒼朮陳甘名平胃散平濕土之太過以致于中和消痰行結水破宿血止冷痛霍亂飲食生冷莫非腸胃氣逆壅滯之病結散則愈氣實人誤服參芪脹悶作喘宜此瀉之虛人不受驟補宜此佐之若虛人無滯及孕婦切忌

○榛樹皮也川產肉厚紫潤味微甘甘主補者良解

肌達表生用運土健脾宜去粗皮姜汁炒香或醋炒用。宜用滚水泡數次切之不可久浸氣瀉傷脾。姜汁浸以姜渣同炒至姜黑妙。忌黑豆澤瀉。

杜仲 氣平好古曰溫。味辛色黑得陽明少陰金水之精氣。溫而平即冲和之氣也無毒主腰膝痛腰爲腎府膝之大筋屬陽明金水之氣充則痛止。補中補陽明胃土。益精氣堅筋骨色紫黑而潤故能益腎精中之氣以致津液于肝胃人身骨節皆筋脈鎖定是肝胃之化。元在腎。杜仲折之又白絲相絡故能使腎所主之骨。肝胃所主之筋彼此相着。強志腎氣壯則腎所藏之志自強。陰下濕癢小便餘瀝陽明燥氣下行腎之元陽又能達陰故也久服輕身耐老精氣充足之效。治腰脊攣腳酸疼，身半以下皆藉元陽為張弛。療墮胎。糯米煎湯浸炒八兩，合酒炒續斷二兩，淮山糊為丸。胎藉元氣主持也。

按本經主治，皆為腎胃主藥。好古尚謂其氣溫入肝，潤肝燥，補肝經風虛，而身強直。不知陰虛則風實，陽虛則風虛。元陽虛不能運陰以滋肝，則肝燥急。此物辛能潤腎燥，兼有微甘，亦能緩肝急，是補腎以裕肝陰，非溫肝助腎之品。謂子令母實者，誤也。

同杞地淮續北味吐絲熟地牛七鹿膠黃栢治腎

虛腰痛脚軟一少年新娶後得脚軟病用杜仲一兩半酒半水煎服六日全愈○腰痛不已屬腎虛痛有定處屬死血往來走痛屬痰腰冷身重遇寒便發屬寒濕或痛或止屬濕熱而其原多本腎虛痛雖屬火不得峻用寒涼因腎氣虛而鬱熱必須溫補杜仲溫而平不致助火卽陰虛極而熱凑者亦宜與知栢同用

出漢中厚潤者良去粗皮蜜炙或酥炙酒炙鹽酒炙姜酒炒麵炒去絲再以童便浸七日焙更妙用惡黑參

椿樗根皮　椿根氣平色赤入血而香樗根氣寒色白入氣而臭二者皆苦能燥濕瀉熱濇能收陰實腸治濕熱爲病瀉利濁帶精滑夢遺便數諸症凡土實水鬱而致濕熱宜風劑疎土以散濕土虛而濕留宜燥金收陰平木以去濕燥痰濕去疳蟲虫亦風濕所生但椿濇勝入痢血傷者宜之功尚濇血樗苦勝性利暴痢氣滯者宜之子嗣門練眞丸用之治髓藏中濕熱素享豐厚者宜之按古方治帶濁下痢血痢都是用椿皮者多而樗皮者少用此物一物二種其功尚在于燥以達陽濇以收陰使陽不陷于陰中而諸症自除凡患濕

熱必病于血正不以入氣入血區分也故腸風下血有用臭椿皮同蒼朮枳殼治者此可見矣　根東引者良去粗皮醋炙蜜炙用忌肉麵

一女子大腸風虛飲酒無度多食魚蟹蓄毒下痢膿血作腸風及血痢治不應蓋腸風則有血而無膿也服熱藥寒藥亦不效用樗皮人參等分米飲調服而愈是樗皮亦濇久傷之血也故劉潛江謂樗之收陰達陽倍于椿

海桐皮　苦平火金合則氣化血行無毒性喜拆裂故能行經

絡。達血于周身。去風。風臟即血臟、血行風自滅。治風濕頑痺。腰膝攣痛。同苡米二兩、牛七、芎、甘、姜活、地骨、五加一兩、生地十兩、浸酒二斗飲。赤白痢。生肌殺蟲。蟲牙風痛。煎服或含漱。疳蝕疥癬。磨汁塗、或同輕粉、床子、大黃敷。目赤。煎洗。無風濕勿服。出廣南皮白堅韌酒浸用

川楝子即金鈴子。酸入肝。苦入心小腸。寒入膀胱。小毒。得木火之化。以歸于寒水。故能導氣達陽。引陽下歸。以解熱散結止痛。為熱厥心腹痛。疝痛要藥。下之陰虛、陽厥為心痛胃脘痛、宜苦寒以歸之、下之陰勝而陽鬱為疝、宜酸苦以徹之、蓋寒水之陽氣上蟠小腸之氣必得陽

氣達陰以上行。而後水火氣化。動而不詘。若小腸之脉下。陷被膀胱之寒。水鬱之則肝欲升之陽。亦鬱不能伸。其。任。脉致陽氣下。墜兩睾種大則爲疝大甚則爲㿗。是疝始于小腸。病在膀胱。尤不離于肝。蓋足厥陰循陰器而絡于肝。其別者循脛上睾結于莖。治疝不得舍肝以治也然非得木火之氣化。不能達寒。水。之鬱不知者乃謂行經血利小便其瀉膀胱。爲苦寒折火之味誤矣。遺精積聚諸逆衝。治淋病。莖痛引脇。以之爲君。參苓琥珀湯。上洩下血頭痛牙宣出血。研細綿包塞之。即苦透諸齲而達經殺蟲。張石頑曰。疝痛從下而上引者。宜川楝痛從上而下注者。法當辛溫散結。苦寒非所宜。是不知川楝之能散結也。且陽虛遺精諸方如固陽丸鹿茸益精丸。固眞丹。及治下虛上實之黑錫丹皆用之。非僅以苦寒。濟溫補之燥也。蓋虛寒而驟補之必從示火入手。乃有同氣之先導也。有小腸膀胱自病。或火淫而水虛。或水氾而火虛。非疝也。病未及于肝也。又不得以治疝法治之。　脾胃虛寒者忌之。　又治冬伏邪。至春溫病大熱煩狂。

川產者良。酒浸蒸。去皮核。取肉用。或麪炒。或巴豆微打破同炒至練赤。或單炒。當究其同者何所宜。修治者何所宜。若止謂宜于囊腫墜痛之熱疝。不宜于寒痛引入腹。厥逆嘔涎之寒疝。猶淺也。茴香爲使。因熱用。借辛熱以解鬱遏之邪也。同牛七、川瓜、橘紅、荔核、杜仲、巴戟、茴香，治腎虛疝氣。○巴豆麴同炒，合鹽炒茴香為末，酒或醋下，治疝氣、小腸膀胱等氣。同小茴炒為末，酒下，治腎消膏淋。○同牽牛、斑蝥、萊菔炒。破堅潰鬱。

苦楝根皮　苦寒。吐蠱毒，治遊風熱毒。○俱煎肉服。風疹瘡疥，煎洗。諸痛瘡癢皆屬心火。殺蟲，治蟲耗津液而成消渴。○根皮濃煎，加片糖射少許服下，其虫即出。先食炙雞旦一只，次食苦楝根湯，又以炙旦壓之，則蟲積瀉盡自止。○根赤者毒殺人，取白者二青皮，以糯米同煎殺其毒。○若瀉以冷粥止之，不瀉以熱葱粥發之。○其寄生治陰虛失血最捷。○其花燒烟辟蛟。皮洗疥癬疔痔妙。遠拔鐵刺。

槐實即槐角 酸入肝苦入心涼血鹹寒。入腎滋津潤燥色黃如金。入肺胃大腸清肅下行。無毒。主五內邪氣熱。清浮游不歸根之火止涎唾。肺經濕火下行腎又司閉藏也補絕傷。陽明主機關此能滋養陽明也五痔疳疔火瘡。糞前有血名外痔。糞後血名內痔。努肉有孔名痔瘻。瘡內有蟲名蟲痔。大法合地榆生地涼血。芩連梔柏清熱。防風秦艽祛風濕。芎歸參和血生血。枳殼寬腸。升麻升提。使火歸宅。自不犯肺胃腸、大腸風下血。肝因風鬱不能上媾于肺以承其清肅則血燥隨風而入于胃大腸是乙庚同病或血熱化風亦然蓋風歸大腸則大腸之主津者尤燥而病也。血痢。崩血。子藏急痛。皆肝胃大腸血燥。婦人乳瘕。血熱兼陽明經燥痰疏風熱。

周禮冬取火于槐。淮南子云。老槐生火。是純陰之物。能使陽化。故涼血。即以疏風。若他物之涼血者。未必能疏風矣。其角中核子。主頭風明目。補腦通神。黑髮。肝與督會于巔。血涼風靜。則戾氣消。而眞陰之元氣自與天氣合和。而腎津上奉。○作湯代茶。或入牛胆中。陰干。每日吞一枚。除熱淚。風眩。心胸間熱煩悶。齒風痛。殺蟲。根皮皆能洗痔。墮胎。益氣。火歸其宅。不犯肺金。則火不食氣。有痔及下血。尤宜食。胃虛少食忌之。微炒。或牛乳拌蒸用。煲肉滑腸瀉結。止便血。槐角潤肝養血。治子藏急痛。汪昂謂其墮胎。恐未必然。但虛人食之。則清肅太過。或致墮耳。

槐花　苦鹹勝于角。寒。入心大腸血分。角結于秋。得金氣。故疏風熱勝花開于夏。而純陰與血原于水成于火者合。故凉血而治下血尤勝。同中微異。故腸風黑散合用之以治下血。爲凉血要藥。治腸風五痔吐崩諸血。舌衄炒研摻之。胃脘卒痛。殺蚘蟲。目赤腫痛。風熱血燥也。目得血能視。藏毒。腸血痔血同栢葉微炒爲末。烏梅湯下。單炒香爲末。入腸風以荊芥湯下。臟毒以枳殼湯下。或蘸猪腸入服。同黃芩爲末。溫酒下。或用櫻灰塩湯下。俱止崩血下血。脾胃虛寒。及陰虛非實熱者勿用。治腸風亦宜兼補以收功。不得常用寒凉。陳者良。酒浸微炒。若止血、炒黑。

槐枝　苦平。治瘡及陰囊濕癢。煎洗。大風痿痺。嫩葉煮汁釀酒。塗姤精瘡及癬。取青枝燒瀝。去牙蟲。燒黑揩之。洗痔核。洗後以艾炙之腫立消，皆清火潤燥之功。

秦皮　苦燥濕。微寒清熱。浸水色青。入肝胆。除風寒濕鬱之熱。以益腎。治風寒濕痺。洗洗音選，如冷水洗狀寒氣。除熱。散風寒濕氣，不令鬱而爲熱，苦燥之功。目中青瞖白膜。寒水鬱過肝氣，不能上通于目，故內阻。目赤腫痛。風淚驚癇。平肝。精少。帶濁。衝任督皆起于腎，絡于帶，帶脈又起于肝之章門穴，故衝任督帶皆藉肝以行其化。諸經遺熱于帶，則肝胆亦鬱，不能下合于衝任，上合于督，致男子溲濁，女子帶下。濕熱去則肝火行，元氣達，自搏陰而成精，故能益精。時珍以其收濇故益精，謬甚。陰陽二氣相搏而精成，除陰之鬱陽，即使陽不致于傷陰。熱痢下重。仲景白頭翁湯同連栢用苦以堅之。傷寒傳經熱痢。亦寒鬱熱也。種子。黑髮。氣達則精生。出西土。皮有白點。浸水青紙青色不脫者眞。大戟爲使。惡吳萸。煎洗赤目及風癇身熱。又同黃連治目赤腫。胃虛少食忌之

皂莢即皂角

得鐵而生。不生莢鑿孔以鐵灌之即生。辛入肺大腸溫入肝性燥氣浮而散。鹹入腎小毒。使木得金之化氣以趨水。是以通。陽。爲。降。陰。之。品。肝陽太實不化氣而化風致肝胆之陰液。與胃中津液俱化爲痰。隨陽氣以上涌。是氣病而液亦病。液病而氣之升降益窒。氣病干液者始干肺。液病干氣者歸干肺胃。唯以辛而鹹者宜通肺氣。使氣化行而風化自靜。即以氣化。爲液化。血化之原。故不同于他物散風之類也。吹之導之則通上下關竅。合細辛爲末吹鼻取嚏治中氣

中惡身冷無痰**煎之服之。則能治風痹死肌。痰涎喘塞。**俱爲末蜜丸服。○合半夏白凡甘草爲末。姜湯下。名稀涎丹治中風痰涌。喉中如鋸。或口噤。或加藜蘆鵝翎探吐。即醒。木方半夏用醋煮過。和皂角膏柿餅膏爲丸。含化治胸中痰結**風痰咳嗽。**莢三条去皮子。一八巴豆以麻油製。一八杏仁以姜汁製。一八半夏以蜜製。俱炙黃爲末。臨卧姜汁下少許神效。**風癇諸痰、**蜜塗炙透。水浸按汁。莢膏擲綿紙上曬干。每用綿紙二三寸。入淡漿水洗淋下。灌汁入鼻。待痰流盡。吃脂麻餅**九種喉痹、**急喉纏喉結喉爛喉遁虫虫蝶重舌木舌飛絲入口。俱以皂莢膏入人參甘草末。加酒煎。入釜煤和之。每用溫酒化掃入喉內。取盡惡涎後含甘草片。釜煤活血。但鎖喉勿用。用之反痰動急涌鎖住而吐不出。**胸痹脹滿、**微火煅蜜丸。先吃羊肉汁。次以肉湯下十丸。快利爲度。戒食肉油膩一月**二便關格。**酒麵和丸酒下。兼以莢燒烟薰穀道。內服方。又加皂仁之濕滑以潤燥結。便毒。牙皂去皮弦煨黃爲末酒下。除濕去垢。最去油膩刮人腸胃。破堅積。取中段煎服治老人風秘。殺蟲。下胎。治風濕疥癬。蜜丸酒服。囊結肝脈絡陰器。寒客肝經則囊結。痰逆反胃。燒烟熏之。則治久痢脫肛。肺大腸之氣化則能降亦能升。不止靜風而已。臁瘡濕毒。通大便。煎膏貼一切瘡毒腫痛。氣化則血化。合蒼朮焚之。辟瘟疫濕氣。有二種。疎風痰。痰迷顛妄。猪牙皂勝。去濕熱痰積。肺癰吐腥。大皂肥厚多脂者勝。枯燥不堪用。俱去皮弦子。或蜜炙。酥炙。絞汁。燒灰用。風痰止徵。煨。惡麥冬。畏人參苦參。

宣

吐皆大傷元氣。不可多用。陰虛類中風者大忌。

其子　辛溫疎風熱。去麻痺。以酥熬香蜜丸。沙苑棗仁湯下。治腰腳風痛。和血潤腸。上方又治風入大腸虛秘。治膈痰吞酸。腸風下血。同槐角以米糠炒香爲末。陳米飲下。瘰癧腫毒瘡癬。煮熟或炒香。去外皮及黃心。以糖漬食。其黃去膈痰而消腎氣。

皂角刺　辛溫無毒。能出風毒于血中。治風殺蟲。功與莢同。但其銳利直達病所故異。破散癰疽惡瘡。已潰勿用。妬乳。同蔓荊燒灰爲末。酒下。腹內腸臟生瘡。酒煎溫服。膿血即從小便出。瘡腫無頭。燒灰酒服即消。爲癘風要藥。取三斤燒灰。蒸一時爲末。食後濃煎大黃湯下。一匕。雖眉落鼻崩。不紿劑而復生。後人二聖散。即皂角大黃再造散即二聖散加乙金白丑俱云服之便出虫新虫嘴赤老虫嘴黑蓋惡血入留。則成風毒虫亦風木所化此味温散肝風於榮血。中也癍疹氣滯不起頂灌膿若血滯又宜山甲。但透表過鋭氣虛者用之反生虛泡。下胎衣孕婦勿服。

肥皂莢 辛温有毒滌頑痰垢膩。不減二皂勝金丹治痸病用之。亦取涌發不使毒留于腸胃耳。治無名腫毒甚效。醋搗敷之或生的以火煨存性生油臓粉調敷。去皮弦子膜用。其子亦治大腸風秘去殼及黃膜取仁炒研用又吐頑痰。

訶黎勒子 即訶 苦屬火能泄氣消痰酸是木氣升而未盡宣者也能

斂肺降火。肺苦氣上，苦以濇。于時爲秋，爲泄之，酸以補之。濇金之收氣。能收脫、斂、止瀉，溫能開胃調中，下逆氣，瀉結氣，通積聚，利咽喉，開音，止渴。肺斂則音開，火降則渴止。嘔逆喘急。古方治息賁、奔豚、伏梁、大便秘、音瘖、梅核氣諸方，皆得用之，或同降泄以治實邪，或同寒降以治實熱，或兼補以治虛寒，或兼補以治虛中挾實，是皆取其苦降，使火不傷肺也。泄痢，脫肛，腸風，崩帶，產婦陰痛。和蠟燒烟熏之，或煎湯熏洗。

按邪氣實宜降泄，正氣虛宜收濇，兩者相反，此味何以兼有其功？蓋苦而兼濇，是金火合相火爲用，金從火則降，火從金則收，正如肺本主降，而與大腸一氣相貫其魄門又主于收收則升也升降不息氣之所以流行也此味兼而有之故同降瀉則降瀉同收斂則收斂如同百藥煎切久嗽同桔梗木通童便治失音同粟殼干姜陳皮或同椿根皮母丁香止久痢同杏仁麻仁枳殼或同桃仁柴胡枳實木香大黃通大便同杏仁青代海粉皂角胆星止久火嗽同地榆歸連木香烏梅阿膠治濕熱久痢同海石童便浸香付花粉青代杏仁夏曲姜蜜調含治陰虛火鬱勞嗽同木香黃連甘草或加

厚朴治熱滑同理中治寒滑歷考古方或用其苦降或用其收歛總要主治合宜不必疑其收濇而謂火嗽濕熱痢之當禁也但嗽與痢不論新久必先除病根乃可收歛先後之序主輔之間所宜細商也○同烏梅五倍則收歛同陳朴則下氣同人參治肺虛寒嗽同人參肉蔻實大腸同陳皮砂仁治冷氣腹脹同益智止虛寒尿多佐蓮朮止虛寒久瀉佐樗皮止腸癖下血同床子五味萸肉杜仲續斷止虛帶下○用炮者二兩生者一兩為末白

痢加甘草。膿血痢加三七甘草。○大魚在海放涎。投訶子湯即化其消痰可知、從番舶來六稜黑色肉厚者佳。水泡或酒蒸去核用肉。生用清金行氣止嗽。麵包煨熟固腸温胃。温能通。

青絲柳　花絮苦寒無毒。散血治風水黃疸。面熱黑。婦人血積胞門、久不成孕。其性辟除穢惡其情感發春心故吉祥丸用之其根皮及葉殺蟲。治惡疥痂瘡。煎洗痘瘡生蛆。令兒卧其上蛆立化

赤檉柳　即西河柳觀音柳　甘鹹平。無毒。入肺腎脾胃。葉梢微赤入心

為痧痲疹斑熱毒發散之神藥。同翹蒡知冬竹葉荊薄治發不出及出不透。熱甚加三黃石羔。肺主皮毛。胃主肌肉。諸痛癢皆屬于心。三經開發熱毒自消。取葉末服四錢。治痧疹不出。喘嗽悶亂。沙糖調服。治疹後痢。去風疹身癢。煎洗。及一切風。同荊芥濃煎入蜜竹瀝和服。解剝牛馬毒血入肉。煮汁浸。消痞積。煎湯露一宿五更服。

水楊。枝耎葉條下垂者為柳。枝硬條不下垂。可作矢者為水楊。葉殺蟲。治痘爛生蛆。鋪臥。蟲即出。煎洗漆瘡惡疥。枝解毒消癰腫。煎浴。根治痘瘡頂陷漿滯不起。煎浴。或以銀花藤代之。然皮腠薄弱者不能堪。乳癰。搗貼。其熱如火。再貼即平。柳根亦可。

按痘初出及蘊塌者不可浴。氣血大虛者宜補氣血。不可浴。惟風寒所阻而氣血滯者可浴。弱者止洗頭面手足。以湯薰之。使得暖而肌解。

蕪荑 生於春初。辛苦而平。能宣散氣凝血滯。去皮膚骨節風濕熱毒。淫淫如蟲行。去痹殺蟲。冷積腹痛。寒痢同訶子豆叩。經帶崩淋同澤蘭厚朴藁本白芷細辛防風栢仁石斛。取其去子藏風熱垢膩。鱉瘕酒入于血爲酒鱉。血鬱于氣爲氣鱉。敗血雜痰爲血鱉。如虫之行。上使人咽下。蝕人肛。或附脇背。或隱胸腹。唯用此炒兼煖胃益氣血藥可治。結陰下血去油爲末。雄猪胆汁爲丸。甘草湯下。塗熱瘡和猪胆。濕癬和蜜搽。痔瘻胃中有蟲。食卽作痛。和麵炒黃爲末米飲下。熱痛有虫加黃連射猪胆。九蒸爲丸。按此物功長于走腸胃濕熱。陳久氣羶者良。炒去殼用。

蘇木　色赤入生血之心。甘入統血之脾。鹹潤下走血。辛平行達血之肺氣。入三陰血分。去瘀血。治一切腰腹脇痛痺痛脹滿。嘔吐。胃有瘀則常嘔。之由于敗血者。瘀產後血腫血暈。煮汁服或加乳香酒服若去血過多。虛暈虛痛則忌之。產後氣喘面黑欲死。敗血入肺也。煮汁調人參末。隨時加減服。虛勞血瘀。因虛而血不暢。致血瘀氣壅。宜補氣血。少佐以和之。散表裏風氣。肝藏血而屬風木。凡血暈口噤中風口噤。皆由血病以致風。宜合防風以行血。經閉及癰腫撲傷。排膿止痛。忌鐵。性能

開泄大便不實禁用

樺木皮　苦平治濕熱癘風癰毒辟惡殺蟲利水去黃疸煮汁飲瘡疥癮疹搔癢面上風刺粉刺乳癰腫痛欲破燒存性酒下

椶櫚　棕皮絲縷錯綜故能引血歸經止上下失血止下血尤良不但性濇能收脫也治腸風肝藏血主風木血病則風入腸胃合栝蔞燒灰米飲下赤白痢崩帶瘀未盡者勿用年久敗者良同髮灰側栢卷栢灰飯丸或煎服止遠年下血此物止血不在燒灰但血見黑則止之說痼習已久姑從之

巴豆緊小者是。若兩頭尖有稜名江子。力更峻。辛熱大毒。得火金之偏氣。火能灼。金能降。故潰爛有形。以少許擦皮膚即起泡。去臟腑冷食寒積痰癖血瘕寒實結胸。身無熱爲寒結。仲景合川貝桔梗以治之。是從本經主傷寒濕瘧寒熱得來。積痢杏仁同燒存性。入百草霜溶蠟爲九。大黃湯下。積瀉一婦胃傷冷積溏泄五年。脉沉而滑。用蠟匱巴豆九而愈。纏喉急痺。四粒取霜。下稠涎。合雄黃一兩。破結氣。乙金一錢散惡血。名解毒九。每五分。津嚥下。但係厲劑不可輕用。或用紙撚蘸巴豆油。撚烟刺喉。薰鼻取出惡涎惡血即甦。并治中風痰厥氣厥。舌上出血。熏舌亦止。耳卒聾。紙包針刺孔通氣塞之。寒痰氣喘。燒灰合青皮末。姜汁酒下。驚癇。水腫。炙二便閉。不去油。同黃連杵作餅。先滴塩葱汁于臍內。加餅于上。艾灸之。牙痛。通經。去

惡肉。燒至烟盡研膏。大化癰疽腐肉。殺蟲解蛇蝎蠱毒。以毒攻毒爛胎

中其毒者以黃連大豆汁甘草水解之。綠豆大黃涼水亦可

與大黃同服反不泄人。

同白凡枯過去豆取凡吹喉最治急喉痺取出毒

涎。一女子暑月乘涼患心痛并右肋腰背俱痛

惡心且嘔用散寒行氣散鬱諸藥不效用加味煮

黃丸愈。姜黃三錢五雄黃乳香各三分巴霜八分

醋糊丸姜湯下五七九欲急泄宿食通大便去皮

心膜心作嘔。膜傷胃油取霜生用或換酒換水煮五度各

一沸。以水制火毒。存金氣以利水穀道而不傷臟腑。用。醋煮亦可。若緩治消積。則麵炒。獨炒至黑。或燒存性用。以火制金之鋭。獨存火性以磨堅則不暴。其殼燒存性。止瀉痢。亦劫病之效也。

干漆　辛苦鹹溫有毒。水火金木之氣全備。血本于水成于火運達于金木。故能化瘀血。爲水。本經言其治絶傷。續筋骨。塡腦髓。皆去瘀滯以生新耳。丹溪云。積滯去後補性內行是也。削年深堅結痞積。治傳尸癆瘵。腰痛痺攣。心胃脘痛。殺蟲。皆血滯之病。辛溫通行腸胃之功。炒令烟盡。或燒存性用。畏紫蘇、雞子、蟹。漆得蟹則成水。

合生地汁。煎膏爲丸。治經閉成血瘕。臍下堅如杯。寒熱往來。下痢。同蕪荑末米飲下治蟲病胃寒。似癇危惡。生漆塗山甲煅破經絡血滯最捷。血虛經閉及胃虛人忌之。嚼川椒塗口鼻免生漆瘡。漆葉塗紫雲瘋。面上紫腫亦散瘀之功。漆子崩下血千金方用之。無瘀勿用。濕漆煎于更佳。

梧桐　桐子。狀如胡椒。性熱。助火痰嗽者忌之。梧葉苦寒。消脾熱腫毒。生毛髮。治惡蝕。陰瘡。五痔。癰疽發背臭腐。醋蒸貼上即退熱痛止生肌收口。殺蟲。其皮煎汁、治丹毒惡瘡。蟲痔脫肛。熏洗浸水塗鬢髮黑潤。過用則髮黃赤助火之功。桐子。如罌不可食。崙作油塗疥癬毒腫。桐油掃入喉中則吐風痰喉痺。誤食而吐得酒即解。

無患子。即鬼見愁。苦平治喉痺開痰。研吹喉。主飛尸。其殼滌垢去面䵟。核中仁燒之。辟惡邪。煨食辟惡氣。去口臭又補註十五頁

榆根白皮　甘平滑無毒。滲濕熱。利竅。通二便。行水。治五淋腫滿。煮粥食。下有形留着之物。滑胎。死胎可下。療

疥癬禿瘡。消赤腫。乳結而腫。名妬乳醋搗敷。采皮爲麵。荒年可充糧。以之粘物。勝于膠漆。有赤白二種。功同。胃虛寒、忌之。去粗皮取白用。

烏桕根皮　苦辛涼。沉降。利水通腸。功勝大戟。氣虛勿用。治疔腫。解砒毒。連枝葉取汁多飲。泄食六畜中毒腹痛。央葉皆可和酒取汁頓服。柏子油塗髮則不白。敷一切腫毒瘡疥。○柏油作燭。去心。導大便秘結。又補在下頁

大風子。辛熱有毒。取油塗瘡癬疥癩。有殺蟲刼毒之功。內服治癘瘋。須用紋銀煎三日夜。去其浮油以殺其毒。否則燥痰而傷血。多

服必致失明。出南番。去殼取仁。入丸藥。壓去油用。久則油黃無用。

相思子（半黑半紅。故名。）苦平。小毒。通九竅。去心腹邪氣。熱悶頭痛。風痰。瘴瘧。殺一切蠱毒。蟲毒。（取三七枚研水服。即吐出。是涌吐之品。）

烏桕根皮　無毒。治酒頂。酒脚。乳癰。坐板瘡。同鹽搗敷。又脚爛。痃癩。蛇傷。其蔃紅的。破瘀。止血。跌打已死。尚能還魂。（煎酒灌。）

山松鬚　苦溫。無毒。乾水。止癢。生肌。合瘡口。洗疳瘡瘀癩，止多卧，理跌打腫病。同蚧子擂酒服并敷。節。浸酒。去骨節風。又詳香木。

水松鬚　苦溫。去風濕。治周身骨痛。同米粉煎餅酒送。皮、洗殺瘀止癢。

大榕葉　即萬年蔭葉大如柑葉。澀平。續筋骨。止痛。消瘀。去骨內風夾陰傷寒初起。取落地仰面者同米及椰衣炒淬水汁之。

小榕葉　澀平。止痛。消骨內瘡。散瘀。理跌打。取汁和酒。取黃落葉。名落地金錢。浸酒尤良。其蕊治暴赤眼。其吊鬚治跌打。浸酒。并夾陰傷寒。日久舌黑。同露兜勒蘿老鼠勒薔圓栢葉。

水翁樹皮。酸平。殺蟲。洗癬。癩。爛脚。浸痔瘡。煎水染布。過泥則烏。

無患子。煨食殺腹內蟲。浸酒、先煨過。止血止痛。熬膏拔毒生肌。祛風消腫。去酒風。皮洗疥癩痔瘡。葉、治小兒顛婆疾。殼以鹽煅。治喉症。餘見上二十頁

鼈頭木　辛微寒平。肝、降火、益陰。墮胎破塊

本草求原卷九

灌木部

桑根白皮　寒甘而辛。無毒。能益脾腎之陰。上滋肺金。使肺陽得陰以降。是由升而得降。主傷中。陰者中之守。陰虛則傷。五勞六極羸瘦。即肉極。脾主肌。陰傷則瘦。崩中絕脈。即脈極。肺不得陰以降則不能毛脈合。精行氣于府。府精神明留于四藏。補虛益氣。滋肺陰則壯火不至食氣。治唾血。熱渴。虛勞客熱。肺氣喘滿。皆陰不利肺上滋。中水氣。水腫。腳氣。痺攣。目昏。黃疸。利水道。肺降則治節行。通二便。治尿數。治節行則升降不失其常也。希雍謂其降多升少者非。下氣去寸白。可縫金瘡。縫後以熱雞血塗之散瘀血。取鮮者以米泔浸三宿刮去黃皮同糯米焙爲末米飲下。治咳嗽吐血。清痰○炒黃黑同米煮濃汁飲。治消渴尿多。不可用鹽○煮水飲。治產後下血。同地骨。清肺火從小便出。加甘草。瀉火緩中。粳米。清肺養血。名瀉白散。是瀉肺火。非瀉肺氣也。觀本經主治。則其瀉火補正可知。後人謂其辛瀉肺氣。肺虛忌之者。非但風寒作嗽者勿用耳○小兒火丹。煮水浴之。或爲末。羊膏和塗。　桑根灰淋汁。與石灰點面。滅風痣。去惡肉。又燒灰淋水洗眼

目長明去外皮取白用蜜炙則益氣續斷桂心爲使忌鐵　皮中白汁塗小兒口瘡白漫及刃傷燥痛血出

桑葉　甘寒微苦無毒滋脾腎之陰以上清心火而暢血除寒熱火靜則氣和　止盜汗汗爲心液火迫心則汗出以帶露桑葉焙末米飲下或經霜葉研末利五臟通關節下氣利大小腸除脚氣水腫皆氣和血暢之益俱濃煎服　老風嫩葉酒煎或熬膏服風痺風眼下淚俱煎洗血和則藏血之肝風木自平也五月五日六月六日立冬日採同黑芝麻蜜丸久服祛風黑髮益氣血明目止消渴作茶去宿血止吐血取霜後葉焙末涼茶

下止後。宜金瘡出血。爲末酒拌九蒸九晒。益氣
補肝肺。摻
血。嫩葉老葉各一斤茯神八兩以乳汁製蜜九蒸
血寧心 每年九月二十三日桑葉洗目一次
永絶
昏暗

桑椹 甘微寒。補腎養陰血。主傷中。五勞六極羸瘦。崩中。絶脉。補虛益氣。本經以上主治各書俱列于桑皮之下。張石頑則歸于桑椹似爲近理。益血。涼血。生津。止渴。利五臟。臟屬陰。通關節。血氣。安神魂。定魄。斂心。益智聰明耳目。經曰血者神氣也節者神氣之出入也。解金石毒。俱取汁熬膏和蜜服。淸小腸。同姜汁蜜熬膏和酒服。治一切風熱。同桑皮糯米釀酒。治陰、

虛水腫。水下則陰竭而脹難救。○血與風同藏。血原于水。血不化則水溢。益陰血病自除。○利水根皮勝。去風枝葉勝。椹則益陰而兼治之。取汁熬膏。加些蜜收貯。

桑枝　苦平無毒。清熱行血。去風止渴。嫩枝細剉炒香。水煮減半。久服治風氣止渴。及癰疽口渴。治風燥身癢。利關節。養筋除拘攣。痺痛。治寒痺有桂酒法。以桑炭炙布巾熨之。治口僻有馬膏法。以桑鉤其口。坐桑灰上。又煎藥常用之。其火拔毒。治風寒濕痺。癰疽不起。瘀肉不腐。潰瘰癧頑瘡久不愈。千枝劈細。扎成小把。燃火吹息。炙之。未潰拔毒止痛。已潰補接陽道。兼服補托藥。其灰汁煮赤小豆。治水腫。飽食不吃湯飲。煮桑皮淋灰取汁。熬干。敷癰疽疔毒。能鑽筋透骨拔毒。

枝同益母草熬膏酒下。治紫白癜風。一說桑枝。去濕滋腎通經止欬除煩消腫止痛

楮實 甘平無毒降肺陰導濕治水腫陰痿陰升陽隨則濕鬱化而益氣充肌明目濕鬱則肝陽不上通。壯筋陽道通而青白翳見于大眥皆水化之行而肝骨助陽氣補虛勞健腰膝益顏色氣布之效故還少丹用之

昔吳廷紹治烈祖食飴因甘而噎進楮實湯一服疾失是以甘平下降爲同氣相從也故他噎用之不效時珍不察濟生方之誤漫云其軟骨治哽可

芙　熬膏和茯苓白丁香爲丸治水蠱脹減服治中湯忌甘苦峻補　爲末蜜湯下治肝熱生瞖○同芥穗蜜丸薄荷湯下治目昏

取子浸去浮者酒蒸用　葉及根皮兼和營衛故治水濕更勝又止血葉止吐衄皮止崩下皮灰酒下止月經不絕及血暈欲死葉末亦治一切瞖和射少許點大眥但起陰明目究不及實楮汁和白芨飛麵調糊接紙永不脫

枳宲殼

宲與殼本一物苦寒無毒得少陰標本之氣禾于秋得陽明燥金之氣入肺胃大腸主破氣金主降消脹痞行痰止痛消

水腫（氣滯則濁不降）治喘嗽胸痺結胸五膈食積嘔逆癥癖（皆氣通之功）脇脹（同玉桂或桂枝姜棗金能平木也）瀉痢後重（同檳芍連甘升葛滑石）氣虛便難（同參冬）腸風（同川連或燒黑同羊脛炭米飲下不論久近並效）去痺開胃健脾（同白朮一以助陽健一以清陰破結治痛食痰積及水飲病心下堅以金爲水母也若脾有血積而心下痞合黃連）療痔所主略同不必拘于寔治下壳治上也（肺大腸相表裏自飛門至魄門皆肺主之三焦一氣相通）但寔采千七八月得秋金旺氣降令甚峻故治脾胃心腹藏裡之病凡氣病而致血結及痰食停積有形者宜之本經言止痢長肌肉利五臟（皆陽明通）

運之功。蓋言裡也。壳采于九十月。金氣漸退。水氣漸進。性浮而緩。故兼通肺胃胸膈皮毛之表氣。本經言其主大風在皮膚中。如麻疹苦痒。金制風。寒清熱也。同荊防苦參蒼耳。敗蒲煎洗。除寒熱結。得少陰本熱之氣以除寒。標陰之氣以除熱。凡風寒濕熱阻氣。致喘嗽痺嘔水腫。病在無形之氣。宜之。古人與桔梗同用。一降泄一開提。大有妙用。同柴胡爲寒熱痞滿要藥。胃之上口與心相連。胃氣壅則心下痞。凡夾食傷寒感冒。並宜壳與表散同用。色黑年久者佳。色綠者不堪用。麵炒至麵黑用。去其苦寒。蜜炙則破水積。同參朮于姜益氣。同硝黃破氣。同苓連去濕熱。同陳夏化痰。同紫蘇瘦胎易產。是爲奉養太過。氣滯而設。若氣弱難產。及脾虛而致停食痞滿。當補中益氣充實以行之。誤用此以損正氣。必死。

梔子 一名越桃 **氣寒。**入腎 **味苦。**入心 **皮黃。**金色入肺胃 **仁赤。**心火之色 **性體輕浮。**走上 **無毒。是禀寒水之精。結君火之實。故能起陰水之氣。上滋心肺。而苦寒就下。復導火熱之氣。屈曲下行。從小便而去。**小便短赤。五淋多用之。心肺清則小腸膀胱之氣化行也 **主五內邪氣。**去五臟受邪之熱。不獨除心肺之客熱。若氣血虛不由于邪火有餘勿用 **胃中熱氣。躁煩不眠。清胃脘血。**胃上承心肺下達肝腎。尤行氣于三陰三陽。胃熱盛則肺氣傷而須腎血汚而躁。此味得金爲火妻。以孕水清氣化。以生血使陰降而陽隨。則上下安。胃熱自散。血自清。仲景治傷寒汗吐下後懊憹不眠用之。取其交姤水火。調和心肺腎。加香豉以引水上升。非生卮能引吐之說也。**止實火吐衄淋痢。**亦宜佐以行氣。氣行血自歸經。不可單用。**治諸血。**若虛火失血而誤用之。則血寒反凝矣。**治五黃。**同茵陳治濕熱發黃。加滑石車前黃連秦艽治酒熱黃。同甘草黃柏治身熱發黃。**熱厥心痛。**火逆不得下之病。**破痞塊中鬱火。**去皮姜汁炒用。又治胃脘火痛。**治疝。**鬱熱解則結氣自散。**病後勞復。**同鼠屎用。**尿秘。臍下血滯而尿濇。**血因熱滯而氣化亦因以不行。**面赤。**心之華在于面。火盛則赤。**酒皰皶鼻。**酒熱傷肺也。同芩甘干葛桑白桔味用。**白癩赤癩瘡瘍。**諸痛瘡瘍皆屬心火而皮毛肌肉又主在肺胃也。生用瀉火。酒炒去心肝血熱。炒黑止血。童便炒滋腎血降陰火。同故紙清上固下以降火。姜汁炒開鬱止痛。止煩嘔上熱。連皮表熱用皮。內熱下焦熱用仁。洗去黃漿。一說生用其氣乃存。炒黑則無用。然古方生研姜汁調塗打跌青腫。炒焦研姜汁和服。益少陰血。止胃脘火痛。復發者加元明粉。俱甚捷。是生則清而炒兼補也。小而圓有七九稜者佳。長大皮厚者不堪用。同丹皮清肝。同茯澤車滑木通瀉小腸火。舊有微溏者勿用。炒黑吹鼻治衄。葉詳于下十七頁。

酸棗仁　酸甘平而潤。凡仁皆潤。專補肝胆之血。兼疎陰陽二蹻偏勝之氣。以交心腎。二蹻爲少陰腎之別脉與肝胆并行于身之側而心又與肝爲子母。炒熟酸温芳香。亦能醒脾。歸脾湯用之。主心腹寒熱。邪結氣聚。胆主半表半裡。不論內傷外感陰陽戾氣。一有偏勝則結聚而爲寒熱。合二蹻以見証矣。四肢痠痛濕痺。皆生用。以疎肝心胆血脉之滯。胆虛驚煩不眠。衛氣留于陽蹻。不得入于陰則陰氣虛。陰氣虛。而肝胆寒。心脾之血亦不歸。故睡卧不安。宜炒用。使酸歸于胆。胆熱多眠。甘以温陰益血。佐竹葉以去留滯之陽。衛氣留于陰蹻不得行于陽。則陽虛而目常開。宜生用以存辛平之氣。更佐姜茶湯以疎陰中之滯而達于陽。歸寧心志。補肝即以生心。歛汗。炒同地芍冬味竹葉圓。內治服固表藥而汗

不止汗爲心液也又同參苓米汁治盜汗助陰氣堅筋骨除煩渴酸斂生津

久瀉香舒脾血虛風攣癲癇皆肝血虛而病于風癲狂亦多失心風之病

臍上下痛久服安五臟十二經皆取決于膽肝膽血足則神魂安而諸臟亦

安令人肥健

痰在膽經魂不歸舍不寐宜溫膽湯減竹茹加南

星炒棗仁　同苓甘知母芎姜或加桂治虛勞虛

煩不眠補肝以藏魂也　同北芪入六君子內治

陽衰不寐　研取汁同米生地煮粥除骨蒸心煩

魂夢不安　同芪參甘五加栢仁木瓜虎骨歸桑

寄生姜治虛勞轉筋拘攣指甲痛甚則唇青面黑舌卷卵縮　同朱砂茯神犀珀參氷片蜜丸麥冬湯下治咽喉口舌生瘡菌　惡防己　炒用勿隔病

白棘小棗樹上針也　辛寒透達肝腎治腎寒而心腹脇痛同尖檳酒煎疔瘡惡腫同丁香入罐內燒存性月兒糞和塗又同陳皮煎服潰膿止痛決刺破結功同皂刺治尿血準繩鹿茸丸用虛損陰痿精自出補劑中加之爲前導喉痺痔漏

山茱萸　色赤入三焦胆經相火之分味酸氣溫入心包肝風木之經能

收肝腎之陰以固陽故潔古謂其補腎血以其酸也卽能達陽以賁脾陰之化海藏以爲腎之氣藥謂其溫也主心下邪氣寒熱心下巨闕穴乃心包之募又脾之分肝血少而氣亢則尅制脾土并于陽則熱并于陰則寒是少陽之本病惟得木火之氣化乃治之溫中酸以歛火歸于下焦火在下爲少火溫以達陰中之陽化而不至于鬱爲出地之少陽俱爲生氣得少陽生化而復不泄其眞氣故溫中逐寒濕痺肝火足則充膚熱肉而痺除去三蟲虫爲風木之化得酸則歛久服輕身肝爲生氣生血之藏此卽生脈用五味以治倦之義添精固髓興陽痿腰膝腎氣受益則封藏有度肝陰得養則疏泄無虞宜合杞地巴蓉萸鹿車前牛七寸冬用縮小便同參味牡益智治腦骨痛同地冬人乳牛七沙苑菊花髓足痛自止腎虛耳聾

同菖菊地味黃柏腰痛。同杜膝地淮鹿膠通九竅。逐腸胃風氣。物得溫煖而生。人之精氣亦得溫煖而通靈。充膚熱肉則風除治鼻塞耳鳴。通竅之功止入瀉。同茯寔姜炭參朮收肝腎之陰以益脾心血虛發熱汗出。斂真陰以守陽與用北芪固表者不同目黃。肝虛邪客面皰明目強力。精氣足元氣自壯。

按木瓜亦酸溫。但彼則兼甘。制水而伐腎。此則扶肝益腎。六味丸用熟地補腎。以滋肝。又用此溫肝固腎。既用此以固元氣。又用澤瀉以泄濕滯。處方之妙。宜參。且其主治如此。今人但用之以固精補

腎而他鮮用惜哉　命門火旺赤濁淋痛勿用又止月水不定　經疏云髓氣充則九竅通取紅潤者酒拌去核核滑精　酒蒸用惡桔梗防風防已　雀兒蘇類之而核八稜宜辨

郁李仁　辛潤燥苦甘平下氣入脾氣分散結脾布中氣為五臟陰氣之樞陰傷則腸塞而氣乃結治大腸氣滯燥澀不通主大腹水腫面目四肢腫諸濕腫滿皆屬于脾利小便癃急氣行則水行破血血燥則氣結血氣宣則血化用酒能入胆治悸目張不瞑一婦因大恐病愈後目張不瞑錢乙曰目系內連肝胆恐則氣結胆橫不下郁李潤能散結隨酒入胆結去胆

下而目瞑矣是一切情結傷陰者皆治也然治標之劑多服滲人津液

去皮尖及雙仁蜜浸研

同歸地桃仁麥冬麻仁生蜜蓯蓉治大便燥結甚者加大黃　忌牛馬肉　根治風蟲牙痛濃煎含勿咽以其降泄也

女貞子　苦甘而平得少陰之精隆冬不凋色赤黑除腎熱益精血以上滋心肺側柏亦不凋而葉西指故堅金及腎以降火此則由腎至肺以淫精于上下安五臟純陰之味強腰膝起陰氣陰充則陽和明目精足則肝血旺氣平則肝火有制同杞地菊沙苑烏鬚任脉起會陰交

承漿與沖脉俱絡唇口。沖任血少則陰血中之氣不上榮。而鬚變白。故婦人無鬚者沖任氣盛血少。宗筋不成也。宦者去其宗筋傷其沖脉亦無鬚也。但先后二天氣合。而後血充。而行于上下。此味陰寒須黑豆膠九蒸晒合脾胃藥及川椒山姜汁之類乃無腹痛作泄之患。或再加首烏。以旱蓮膏爲丸。除虛勞百病。酒蒸晒同杞子桑椹熟地淮苓丹萸首烏金樱旱蓮治精損胃弱虛勞骨蒸陽痿固精種子。或合參苓淮連斛冬味地歸丹味杞續丹參圓肉補水制火以保肺能調經種子。葉治風熱赤眼。同雅連熬膏點眼或取汁浸新磚五日埋地下日久生霜刮下。同冰片少許點之。口舌腫痛生瘡。含。搗汁惡瘡潰爛。水或醋煮乘熱頻貼葉微同、

子赤爲冬青葉長子黑爲女貞二者功用同冬至
取酒蒸用

五加皮　辛順肺氣化痰苦入心堅骨溫達肝風勝濕逐肌膚瘀血濕傷腎則血脈凝滯治腰膝痺疼緩弱攣急濕鬱爲熱則傷血血不養肝則生惡風而攣急虛風淫而濕愈不化則筋脈緩縱陰痿益精濕去則陽暢而眞陰自化囊濕陰癢風濕小便餘瀝疝氣腹痛愈疽瘡明目強志意皆陽達陰化之功去皮骨酒製或姜汁製釀酒更行週身風病飲酒能生痰火惟五加浸酒益人莖青節白花赤皮黃根黑南者微白而軟北者微黑而硬五葉者佳遠

志爲使。則走腎。惡元參蛇皮。

同枸杞根皮煮汁。浸麴煮飯釀酒治虛勞不足。〇同歸芍丹皮治婦人血勞。同遠志酒浸爲丸。治脚腫濕痛。同苦參荆防栢菖床子洗囊濕。肝腎有火勿用。浸酒治跌打。

枸杞子 秋花冬實。氣平微寒。稟金水之精入肺腎。味甘。色赤而潤。兼火土之化入心脾。爲補肺生水以潤心脾之良藥。火得金。則離中有坎而血生。金得火。則坎中存離而氣化。主五臟邪氣熱中。熱傷臟陰。卽爲邪氣。邪氣內伏。卽爲熱中。消渴。熱傷津液。則臟腑失滋。周痺。經絡亦少灌漑。風濕。熱甚則生風。熱鬱則成濕。堅筋骨。輕身。耐老。耐寒暑。血生氣化則滋陰。卽以育陽。故時珍謂其生精益氣。補虛勞。除心痛。眼赤痛癢。昏瞖。氣化則陰中之陽達肝田陰出陽而主目。肝血足則目明。必甘州所產紅潤甘美。而後金水相涵。水土合德。乃能裕陰育陽。時珍謂能滋補。又謂其助陽者指此。若他產甘中帶苦。但能利大小腸。清心除熱。而補益功薄。本經謂其主熱中者以此。按杞子甘平主補。杞葉名天精草苦甘主清上焦心肺客熱。杞根卽地骨皮見下。甘寒主退下焦肝腎虛熱。勝于芩連。治上知栢。治下合而用之。殊有奇功。青蒿佐地

骨退熱。酒浸搗爛用。子柢莖葉。同熬膏。酒服。治虛
甚效。
勞虛熱。又合癧疽。永不發。其莖無刺者。更能益氣。
加地冬五味鱉甲青蒿牛七。除虛勞內熱。或發寒
熱。又加天冬枇杷百部。治陰虛肺熱咳嗽。同甘
菊等分蜜丸。明目。兼不中風及生疔疽○同五味
研細煎作茶。治注夏虛病○諺云去家千里勿食
枸杞。言精血旺則思偶。邪熱息則少火得養而生
氣。故曰助陽益氣。非謂甘平之物而能壯陽也。不
知者乃泥其色紅。爲引動相火。豈西瓜硃砂。亦能

壯陽耶可笑。　陽衰精滑勿用或姜汁炒用亦可。杞子、蟲
于葉衰時收採晒干。鹹溫無毒。大起陽益精

地骨皮即杞子根　甘入脾。苦入心三焦。平入肺。寒入腎。金水相涵。又得中土冲氣以益陰氣。故能退三焦氣分之虛熱。而不傷元陽。與知栢大異。故降肺中伏火。瀉白散用之使金水相滋。也。去肝腎胞中虛熱陰氣充則三焦之氣不爲虛陽。五內邪熱。熱淫于內治以甘寒。地骨一斤。生地五斤酒煮服治帶下　吐血尿血搗鮮汁飲或煎加酒服。咳嗽消渴。清肺堅筋骨腎熱則精血涸。而筋骨失養。解肌熱虛汗治在表無定之風邪及頭風痛腎家風腎熱則肝失養

而生風。三焦之氣從裡至表。陰虛生風，謂之腎風。又為無定之風，非外感也。熱退則風自息。除有汗之骨蒸。丹皮瀉心包火，治熱在外，無汗之骨蒸。此退腎火，治熱在內，有汗之骨蒸。是不但退內潮，兼退外潮。凡病風寒散而未盡，作潮往來，非柴葛所能治，用此走裡達表，則浮游之邪自退。蓋甘平補益，能使精氣充足，而邪火自息，與知栢苦寒降火者不同。時珍云以青蒿佐之退熱有奇功。然功在補益，不止退熱。利大小腸。同柴胡治膀胱移熱于小腸口舌糜爛。主骨槽風。入腎味薄而能通也。周痺風濕。清輕而苦，故散風濕。涼血輕身。益陰之功。生西土甘州泉州，其功如此。他產則大寒瀉熱而已。去心甘草湯浸用。土產地骨皮宜酒浸焙于三次，不可令熟，方可入清補之劑。

枸杞葉土産苦寒微甘。清上焦頭目。心肺客熱。去皮膚骨節間風。消熱毒瘡腫。防瘡毒入心搗汁飲消渴煩熱。煎作茶。制硫黃丹砂毒。解麵毒。

木芙蓉花葉根皮同功辛平。性滑涎粘。清肺涼血。散熱解毒。治一切癰疽惡瘡。未成者消腫止痛。已成者排膿易潰。已潰者易斂。或生搗或干研蜜調塗腫處四圍中留頭干則頻換最妙或加生大黃生赤小豆末射香或加蒼耳灰尤妙。

蔓荊子 春葉夏花秋實。故辛。入肺溫入肝。主升。苦入心小腸微寒入膀胱。又能降。溫升歸于涼降。則陽得陰守而風木之戾氣自平。是功在內風與諸風藥不同。故功耑治頭面風虛頭痛腦鳴。目赤齒痛。目淚昏暗。涼血搜風益氣。陽氣得陰化而不爲戾即益利關竅。治筋骨間寒熱濕痺拘攣。營不動則衛不布。輕清上達則衛氣充周。降陽入陰。則營氣入脈經脈貫注筋骨利矣。按小腸膀胱經。上會諸陽于督下會諸陽于任以施化而實根于眞陰之熏蒸而小腸尤爲心司其血。化小腸之氣化不清則有已上諸病。此味涼。小腸之血而令氣清氣清而令氣益。故有已上之治謂其入某經。某經猶後也去白蟲。去膜打碎用。或酒蒸炒用。瞳神散大者忌之。惡石羔烏頭。

同菊花白蒺荊芥酒芩烏梅芽茶川芎黑豆土茯

羌活治偏正頭風目將損。胃虛人服之。則生疾疾

金櫻子 酸。（木味入肝）濇。平。（金氣味入肺大腸）溫。（入肝）治腸滑泄痢。腎寒失精小便不禁血妄行汗漏皆濇以止脫也。（人之經絡隧道以通暢為平和。若非精血不固而過用之以恣慾。則傷陰。溺濇莖痛陰虛人服之尤甚。不可不慎。）九月取半黃者去刺核干研用若待紅熟熬膏則甘而失濇味。（同芡實固精。）其根氣味亦同治陽虛脫肛下寸白蟲（同糯米煎）化骨哽（醋煎服。）

木棉子（又下頁） 辛。散風熱走命門除下部寒濕治癥

瘡毒痔漏脫肛下血。煆存性。每服五錢。黑豆淋酒下。但微有毒。肝腎陰虛大忌。其油燃燈能昏目。助淫火也。土綿花子仁性同。能制硫黃毒。不去油同番舶硫黃炒。其功加倍。綿花燒灰同枳殼射香米飲下。治吐血下血。同血餘灰百草霜棕灰及蓮花心當歸茅花紅花泥包存性。加射酒下。治崩血。

石南葉

凌冬正赤。辛苦氣平。得金氣之厚以生水。而具火色火味。故能暢陰氣以補腎火。治陰痿。利筋骨皮毛。主腎虛腳弱風痺。除五臟邪熱。寒濕。爲逐風要藥。陰氣不暢則陽不化。而爲風。陰不化而爲濕。濕熱留滯五臟。肝腎之氣血益不行。而所主之筋骨先病。即肺主之皮毛亦病。邪熱通暢。諸病自除。與辛散之味有異。浸酒治頭風。

殺蟲。風濕所化。似枇杷葉而小不皺無毛炙用

同杞鹿茸戟瑣山萸治腎冷精滑　同沙苑桑葉首烏羊藿巴戟五加兎絲靈仙虎骨治肝腎爲風寒濕所乘而痿痺　同藜蘆瓜蒂吹鼻治小兒因驚肝系受風致瞳人不正視物斜側更內服牛黃平肝藥

紫荆木并皮　苦入心走骨涌泄平清熱結解毒紫入營故活血破瘀消腫爲末酒下治婦人血氣又爲杖瘡之要藥下五淋通小腸治鶴膝風攣淋用水煎風用酒煎解蟲蛇狂犬諸

毒。煎汁服。癰疽流注諸毒。冷熱不明者。同獨活止風動血以拔骨中濕毒。白蠟消腫散血破堅。赤芍生血止痛。白芷去風生肌止痛炒。爲末葱湯調敷。痛甚筋不舒、加乳香。若去白蠟。加菖蒲治偏正頭風腫痛并眼痛俱神效。疖癰發背初起。爲末酒調敷自然撮小。散喉痺。熱結成毒。

鬼箭羽 一名衛矛。、、、苦寒無毒。條上有羽如箭羽。、、、治惡氣而血瘀滯者。亦療血暈血結聚于胸脇。同紅花元胡加入四物中。及經閉崩下。中惡腹滿痛。汗出。消皮膚風毒腫。歷節痺痛。除邪殺鬼。去白蟲蠱疰。忽中惡氣暴卒心痛大黃湯用之破血故墮胎。

木綿皮　澀辛平消腫。止痛。治跌打大瘡活血理木綿疔。洗花紅者去紅霞赤痢白者治白痢同武夷茶煎常飲但白花甚少。子見上頁

黃梔葉　澀寒消腫理跌打。洗疳痔疔。散毒瘡。同雞煮。則祛風。

貝葉花　即貝葉寫經之樹。其花邊白心黃而香。一名佛花。最解腸胃濕熱下痢。

本草求原卷十

寓木

茯苓　松秉眞陽不凋。茯苓乃結于根下。是得清陽之餘。氣而下趨于陰。故能導濁陰下行、且氣平入肺以通調。味甘、入脾以轉輸。故功專和運上下表裏之氣以利水滲濕。主胸肺部脇肝部逆氣。水停則氣逆此降以泄之憂恚驚邪恐悸氣逆則七情之用弗調惟上通清陽之氣者能調之心下結痛。痰飲留結于太陽之部。煩滿。水結則氣不化欬逆。水凌肺寒熱。水客營衛口焦舌干。飲停于中則津液不升。利小便。唯利水以導熱濁則氣化而津液流

通諸症自愈。久服安魂養神。和中益氣。秘精。止小便。遂

水平火

心內陰而外陽。腎內陽而外陰。內者是神。為主。外者是氣。為用。茯苓氣淡薄。為陽。質重而甘。為陰。能致清陽于上。以吸陰而歸于下。使陰陽升降。則水火不至于鬱。而後水得火交。而氣生。火得水交。而神定。神定則氣充。氣充則精盈。精盈則氣固。故古方治驚悸健忘及遺精白濁。每與益心氣。心血及固精之味同用。文清曰。淡滲而甘。不走真氣。蜜浸

酒浸或牛乳浸。多蒸晒。常服補虛通神。虛而上有痰。火下有濕熱。最宜。惟陽虛尿多汗多者禁用。陰虛尿多者。與補陰藥同用。又能止小便。今人但以其滲泄、伐腎目之。誤矣。東垣曰、茯苓補虛多在心脾。海藏曰、酒浸同朱砂。能秘童元。開腠理。凡淡滲之藥皆上行而後下。必脾陽運化。散精歸肺。而後胃津乃行。清陽上布。即是解肌。治腎積奔豚。傷寒發汗後。心氣虛。腎水上凌。而臍下悸也。泄瀉。脾濕。嘔噦。清不升。則胃鬱熱。堅白者良。去皮。有筋更宜。水飛去。能損目。

張隱菴曰、苓得松之精靈。伏土中以結得土位中央有樞机旋轉之功。故能旋轉內。外。交通上。下。李氏云、質重主。血。故腎氣丸用之。至小便淋瀝。白赤同用。以白補而赤滲也。世有謂其利下損陰。謬甚。徐齡胎曰、五味各有所屬。甘屬土。然土實無味。故洪範論五味。皆即其物言之。惟于土則曰稼穡作甘。不指土而指土之所生。可知土本無味也。無味。即。淡。淡乃五味之。全。土之正味也。茯苓淡、得五味之全。平得五氣之。全。和平不偏。故專和中益脾胃。得參朮甘陳扁芍淮山。則清濁不相干。而陰陽妙合。同參治胸脇氣逆脹滿。爲末艾湯調治思慮多。心血虛。心孔獨多汗。同朱苓煮過去豬苓爲末蠟爲丸治濁帶精滑小便餘瀝。同赤茯苓爲末以酒煮生地汁搗膏爲丸治心腎虛小便淋瀝不禁。同黃連等分爲末治腎水虧。心火亢而消渴。爲末人乳拌晒八九次取月經布一二塊洗入童便中拌粉再晒加鹿膠蜜丸能使陰虛之人痰從大便出。按痰爲火結宜鹹降飲爲水停宜輕淡滲利若用重劑反拒而不入。同冬葵子

治妊娠水腫尿不利惡寒

赤茯苓　白者入肺脾兼心氣分主補陰赤者入心胃小腸膀胱血分主瀉血分濕熱破結氣利竅行水水與液同為血分惡白斂畏地榆秦艽龜甲雄黃忌醋

皮專開腠理行水治皮膚水腫以皮行皮也凡水在表宜五皮散裏水屬熱宜疏鑿飲等屬寒宜實脾飲流氣飲等腰以上腫宜汗腰以下腫宜利小便

茯神　主治畧同茯苓但茯苓離松根而生入地深從陽吸陰降肺陰入心生血故補心血安神更勝經曰。血者神氣也。茯神抱根而生入地淺得陽精居多專補心氣俗法不知茯苓補心可笑辟不祥，治風眩，心虛口干，驚悸，多怒善忘，開心益智，安魂養神，虛人小腸不利者宜之。按本經止有茯苓，別錄始添茯神，後人治心乃重神而輕苓，悞矣。但茯神補心陽，尤必合遠志，舉陰中之陽以上奉，乃可補心。同沈香蜜丸，治心氣虛，火少水，火不交，心跳健忘，神恍惚不定，參湯下，更妙。製法同茯苓。茯神心內木，名黃松節，治偏風喎斜，毒風筋攣，脚氣痺痛。木一兩，乳香一錢，甩器炒研，木瓜酒下二錢，以乳香伸筋止痛，木瓜舒筋也。

琥珀　松秉眞陽，其脂入地，久而成珀，色如火赤，是陽入陰而仍還于陽。氣平降肺，味甘燥脾，故利小便脾運而肺通調也。為陽虛而血不化之專藥。治腹內膀胱惡血。和大黃鱉甲作散，酒下。產後血暈。同乳沒延胡于漆別甲為散。兒枕痛。同參地歸蘇牛七澤蘭。血結膀胱腹脹如鼓而尿閉。須同沉香破氣及淡滲藥用。心痛。血不化而氣結。癲癇。血不化而痰聚心竅。同羚犀茯神遠志竹黃及丹砂等鎮墜藥，則鎮驚安神。利小腸。小腸為心血之府，心熱移于小腸，宜同丹砂滑石竹葉木通麥冬利竅行水。除目瞖赤障。同人指甲珍珠珊瑚瑪瑙明目磨瞖。小兒轉胞沙石諸淋。為末，煎濃葱湯下。止血生肌合金瘡。研敷則無瘢痕，能化自能止，與破散者不同，同辛溫則破血。破癥瘕。同鱉甲三稜大黃沒藥延胡為散，酒下。治小兒胎驚。防風等分，丹砂減半，豬乳調下。胎癇。同全蝎末麥冬湯下。

小便淋瀝。和射、白湯下、参湯下更利虚人。金瘡悶絶。為末、童便下。血少及陰虚而血不生。以致不化。又水涸而尿不利者勿用。。安心神、生用。或以柏子仁末同煮半日用。入目、布包入豆腐煮過。再入灰火煨過。水同研飛用。黑如漆。照之內紅亮者良。摩熱拾芥者眞。楓脂亦成珀。但少眞陽之氣。化燒之無松香臭。

豬苓 楓根下所生。氣平。入肺以調水、輸于膀胱。味甘。入脾以行津液。淡、入胃而歸膀胱。。無毒。甘升陽。平淡則先升後降而利竅。故能解肌發汗。利水以化氣。元氣為眞水所化。水鬱則氣鬱。水化則氣化。**治傷寒温疫大熱痎瘧。**太陽膀胱爲寒水之經。從皮毛而外合于肺。凡風寒初感。必在太陽之表。卽宜驅水氣外出以爲汗。若治不得法。則邪留膜原而爲瘧。久則爲痎。卽傷寒雜病。似瘧非瘧。皆汗之不盡。而水氣困陽也。此味行濕以燥津。使陽離于陰。則水行氣化。水精四布。溱溱汗出。營衛通而諸邪自解。故古人治瘧用豬苓以分陰陽者此也。況痎瘧由暑濕久鬱而致。更宜分消。**腫脹淋濁瀉痢。**皆利濕之功。**懊憹消渴。**仲景治太陽脉浮尿秘而渴。有五苓散。陽明症渴欲飲水尿秘脉浮。與少陰症咳嘔不眠。下利而渴。有豬苓湯。此皆症兼太陽。氣不化而津不生也。但得利水以布太陽之氣。使天水循環。則熱消渴止。**通大便。**以一兩煮雞屎白服。又五苓散生津。亦通大便。氣化而陰陽分理也。**治驚風。**曾世榮以五苓治之。曰。茯苓安心神。豬苓升而降。從陽暢陰。澤瀉沉降從陰達陽。分理陰陽。則小腸利而心氣平。木

得桂而枯能抑肝而風自止可謂善用五苓者矣

解毒蠱疰不祥太陽在下焦而主天光三焦其所統也經曰三焦者水穀之道路氣之所終始也但得決瀆之用行于州都則三焦光明澄澈而不正之氣自消

久服輕身耐老陽氣充則溺長而射遠陽衰則溺已而頭搖從下可驗其上之盛衰此特開太陽之治法言濕盛之人宜保太陽之氣化耳此味功同茯苓而無補不可倚杖

妊娠子淋身腫為末白滾水下凡尿不利而身腫皆治

然滲耗津液損腎無濕勿用有濕而腎虛亦忌白實者良去皮用以升麻對蒸或生用更行濕佐參苓朮芍橘澤治陽分水腫佐地芍苓澤珀斛苡桂桑白桑寄治陰分水腫

桑寄生

感桑精之餘氣而轉化虛繫以生味苦甘

而氣平。不寒不熱。故能活血益血脈于空虛之地。以治餘氣之病。以餘氣治餘氣。同類相感也。主腰痛。小兒背強癰腫、皆血脈不通行也。充肌膚精氣外達于皮肉之餘。堅髮齒長鬚眉。精氣內充則骨之餘。血之餘。皆受蔭。安胎子寄母氣而生。亦身之餘也。故爲安胎聖藥。舒筋絡去風濕痺痛血虛轉化之病。同獨活用。止崩中漏下。產後餘疾。下乳。皆由血虛。毒痢膿血。六脈微小而無寒熱。以二兩同防風川芎炙草各三錢爲末。水煎服八分。下血止後。腰膝無力。爲末滚水下。但不飼蠶之地。始有。故眞者絕少。宜以斷續代之。莖葉並用。忌火。同杞地歸牛七胡麻續斷首烏、治血虛筋骨痛。同阿膠、治胎動腹痛。或加艾葉。同參芎地苓獨活蒲黃甘松沉香、治忿傷肝。心色傷小腸。小便下血而不痛。浸酒去風。

雷丸　竹本陰寒。雷丸稟其餘氣以結苦、能殺虫。焙爲末。于上半月五更初、先食炙肉少許、以粥飲下一錢。殺應聲寸白諸虫。或同梹榔鶴虱楝根貫衆牽牛錫灰苡米用。同蕪荑使君蘆薈胡連青代五穀蟲治小兒蚘疳。除濕熱。蟲亦濕熱所生。寒能清熱。去胃與皮中熱結。消積。作摩積膏治小兒百病。止熱汗。同米粉撲之。癲狂。但疎利太過。多服則陰痿。大小如栗。皮黑肉堅白者良。赤者殺人。去皮甘草水浸一宿酒拌蒸或泡用。厚朴芫花爲使。惡葛根。按小兒傷寒不能服藥浴方恒用之。取其逐邪氣惡毒也。故又治蠱毒。

松蘿　松上女蘿。苦甘平無毒。能平肝怒。治癲。去寒熱邪氣。止虛汗頭風。本乎天者淸上也 痰熱溫瘧。同瓜蒂常山甘草水酒煎則吐胸膈痰癖及痰熱頭痛以其輕淸上涌也。

各寄生　楓香寄、一名蝦蚶草。辛平、祛風散濕。治腫痛。洗爛脚疥癩。浸酒良。　柚寄、洗風眩濕爛眼。紅花寄、辛寒。止陰虛失血。散瘀、理跌打。消瘡腫。散毒。　烏柏寄、腥、甘平。治白痰。煎肉食 止吐血。同雞食 浸酒、祛風壯筋骨。火殃寄、見隰草。松樹寄、辛溫。浸酒、去風。散濕。洗瘋疥癩。沙梨寄、澀甘微寒。散血。去跌打瘀腫。解熱積。

本草求原卷十一

苞木部

竹葉　味辛甘氣平寒。清心肺緩脾胃之虛熱。諸竹與笋皆甘寒。惟葉受風日多故陰中微陽。無毒。主上焦胸中風邪煩熱。上焦之陽無陰則僭葉生竹上。故清上焦內熱則化風。消痰。止咳逆上氣。陽得陰則降。止渴。入白虎湯治傷寒。發熱。大渴狂煩而悶。是假其辛寒。以散陽明邪熱也。若病後虛熱煩悶。則同麥冬、小麥甘草姜棗。血虛去知膏。加阿膠生地歸。氣虛加參芪朮。悸倍參。氣短加糯米。益氣。火不食氣即益。中風發熱。面赤頭痛。失音。小兒驚癇。皆熱淫之化風。吐衄血。利水通淋。祛暑。解毒。除頭風。心虛不眠。煎湯調炒棗仁𣏌兼熱煩者加犀遠冬丹參丹砂茯苓。時行發黃。同小麥石羔濃煎療喉痹。筋急。熱清則氣化而百骸條暢殺小蟲。聰耳明目。淡竹生一年以上者嫩而有力。按葉兼行肌表捲心、清心除煩利水。治火傷。開油搽涼肌。消暑

淡竹茹　味甘。氣微寒。無毒。主清胃熱以通脉絡而平膽木。胃之大絡隧管領周身絡脉。竹之脉絡似之。為胃虛熱煩渴嘔吐呃逆要藥。皆脉絡不和所致化痰涼血去瘀。治溫氣寒熱。肉熱則皮毛之血不行于脉絡而為寒熱吐血崩中。血生于胃汁。陽絡傷則吐，陰絡傷則崩衂血齒衂以醋浸含之。膈噎。開胃鬱傷寒勞復卵腫。一味

水煮服。產後煩熱短氣。同參苓甘草肺痿驚癇。一味醋煮以去肝火妊娠煩燥。胃之三脘由于任任起于臍下關元解胃熱節以和任故亦治女勞復。消癰腫。竹類甚多。淡竹肉薄節間有粉多汁而甘最良。篁竹堅而節促皮白如霜取茹瀝、惟此二種。一種草類莖如鐵線。葉長尺餘。亦名淡竹。止用葉以利水治喉痺、竹茹是去青皮取近裏黃皮故清胃絡。苦竹本粗葉大筍味苦。其茹瀝兼入心但大寒。虛熱忌用。同參冬斛木瓜陳皮枇杷葉蘆根汁治胃虛熱呃嘔溫胆湯用之能寧神豁痰。

淡竹瀝 甘寒滑利。養血益陰。竹之津液能補人陰液。和營入脉。舒筋透絡。竹中經絡之液故也。爲陰虛生熱化風生痰之要藥。陰虛火旺。灼液成痰。壅塞經絡則偏痺拘攣。壅塞氣道。則熱極生風。爲中風猝倒。得此益陰走絡以除熱痰。則氣道通。而風火自息。故中年痰火。舍此不能收功。中風痰厥。灌此立甦。凡中風不語。中風莫不由于陰虛火旺。半身不遂。痰在胸膈而癲狂。痰在皮裏膜外。筋絡四肢。非此不行不達。但純陰之性。雖經火逼。亦須佐姜汁以鼓之。方能行熱。千金治風痱。身無痛。四肢不收。則兼桂附羚羊以振之。古方治中風口噤。則合姜汁日日飲以行之。

治胎前產後、中風身直手足筋急反張。則但用竹瀝之潤以濡之。他如時氣煩燥及產後血虛自汗煩悶大渴。惟以竹瀝熱飲。一收。緩一舒。急一清熱。其用不同。今人畏其寒。僅于熱痰取用。不知配以姜附。即可開發濕痰寒飲也。惟胃虛腸滑及食痰氣阻者。投之必呃逆脫瀉。至勞復用之。即竹茹清胃和任之義也。　鮮竹截尺許。中留節。劈兩開。磚架兩頭。火炙中間。候瀝滴加烈火逼之。兩頭承取汁用。一法以罈埋土中。濕泥糊好。量口大小。用篾箍二道。竪竹于罈口。多用炭火于竹頂上。其汁更多。

竹笋　秋深引根于東南。冬半孕笋。而繁于五嶺。九河鮮有。陰中有陽。甘而微寒。清熱除痰。同肉多煮、益陰血。或言多食動氣。發冷癥心痛者。謬。痘症血熱毒盛、不起發者。笋尖煮湯及入藥、俱佳。其千笋淡片。利水豁痰。水腫葶藶九用之。但滑利。有刮腸篦之名。同肉則不削。胃虛腸滑者忌之。與羊肝同食、損目。

天竺黃　甘寒無毒。凉心經。去風熱。豁痰利竅。功同竹瀝性和緩而無寒滑之患。鎮肝明目。治熱極生風。涼血中風不語。小兒驚癇天吊癲疾。同牛黃犀角丹砂茯神膽星貝母棗遠藤勾竹瀝虛者去膽星加參。出天竺國。竹之津氣結于竹內。片片如竹節者眞。今人多以燒諸骨及葛粉亂之。又治金瘡。

蛀竹屑　得竹之餘氣。甘平解毒。兼散。主蝕膿長肉。

同象牙眞珠白凡消漏管。　同五穀蟲黃柏、搽濕毒臁瘡。　同胭脂射、吹耳出臭膿。

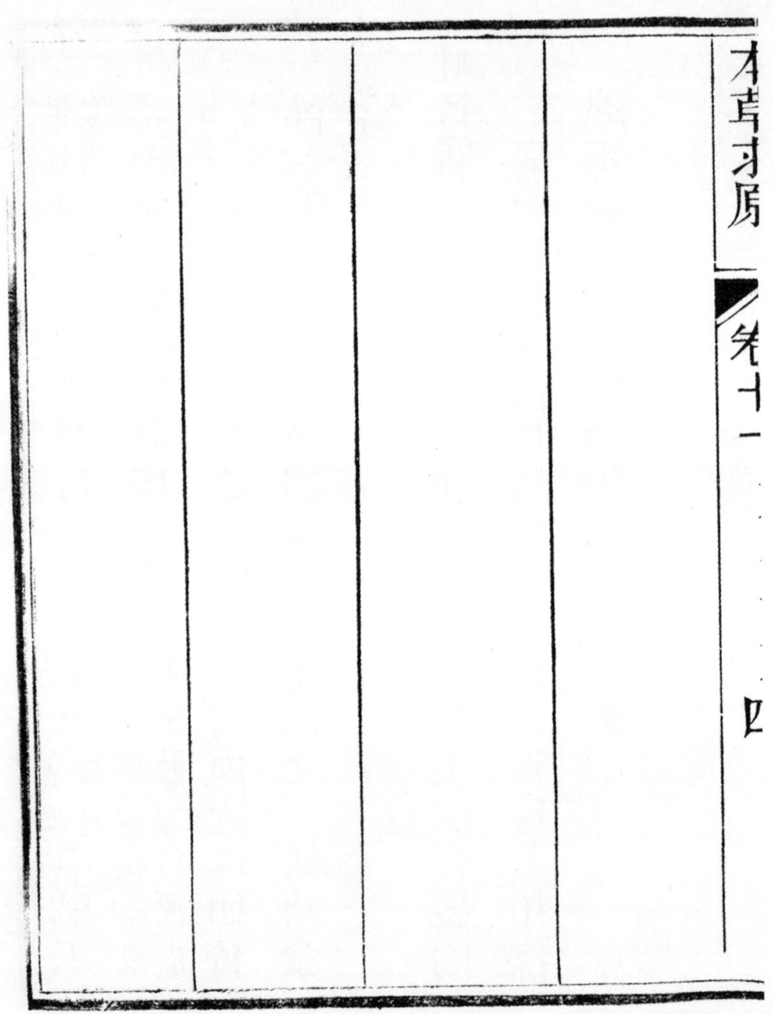
本草求原
卷十一
四

本草求原卷十二

菓部

杏仁　杏為心菓。氣温味苦。入心微甘辛。入脾肺冷利。滋潤下行也。有小毒。下氣。主欬逆上氣。痰聲有如雷鳴。肺貫心脈以行呼吸。必肺陰入心以致其火。之用而氣乃行。喉痺。火結于喉而為痺。苦降則氣下而火亦下。產乳金瘡。肺陰入心而歸于胃。則血化氣。行。血活則乳汁通。而瘡口亦合。寒心奔豚。破傷風入于胞絡。心下惡寒。用以塗封傷口可拔風邪。又寒水自下上犯心位。則為奔豚。杏降肺氣。氣下水亦下。而心陽自可保也。按杏仁。人皆以其辛散。故治風寒欬逆。濕潤。故治風熱燥氣。不知氣為火之靈。肺必合心而後致其氣之用。心肺氣降以致其血之用。而後燥可除也。消積索麵豆粉近之則爛。通潤大腸氣秘。肺燥熱移于大腸也。陷胸麻仁等丸皆用之。皆水研細熬黑成膏用。或同生姜甘草熬膏用。可知此物愈熬黑愈潤下。時行風虛頭痛。上焦風燥也。研取汁。和羹粥食。久喘。童便久浸焙爲末。薄荷雞子湯下。治瘡。殺蟲。制狗毒。可毒狗。炒香消狗肉。及索粉積。故神曲用之。解錫毒。肺病咯血。以黃蠟同炒黃。和青代入柹餅內煨熟食。目瞖。去皮麵包煨。去油。與銅綠等分點之。目生弩肉癢痛。每二錢半。入膩粉錢半。研勻。綿裹筋頭點之。中雙仁毒。杏根可解。

觀上所治。皆有餘之症。若勞傷肺虛。陰虛咳嗽。而混用之。則轉耗胸中大氣。亡血家尤忌。以其辛溫破血也。久服令人鬚髮易落，耗氣故也。今人每愛甜杏，不知非苦則無降下之功，徒存其濕以生痰。甘以壅氣，爲害不小。　去皮尖，炒研用。發散，連皮尖研。雙仁者大毒，勿用。然搗爛以車脂調塗，針刺入肉，箭鏃在咽隔諸隱處，敷之卽出。便秘，當分氣血。脉浮晝甚屬氣，當用杏仁、陳皮；脉沉夜甚屬血，用桃仁、陳皮。陳皮入肺，走𩠐門，魄門之氣道，故並用之。　杏仁同紫菀，則解肺鬱，利小便。同天冬，潤心肺。同乳酪煎服，潤喉發聲。

桃仁　氣平。主降味苦多甘少。故瀉多補少。無毒。主瘀血血閉癥瘕。桃花似血。得三月之生氣以生。已敗之血。非生氣不能通達。桃之生氣皆在于仁。味苦又能開洩。故逐瘀而不傷新。其不能補血者。以核非血類也。通潤大腸血秘。治熱入血室。皮膚衝任血燥而癢。血痢血滯而欬。氣以血爲家。血和則氣下。腸痛。肝血燥則急。甘以緩之。肝瘧寒熱。心下堅痛。皆血滯所致。殺三蟲。癩疝痛癢。熬香用瘀血滯之風痺。血滯則肝鬱而化風。

紅花蘇木丹皮血竭、色紅入血宜也。桃爲肺果。仁又色白。何以治血。蓋肺氣入心生血。包絡乃受之以行其化。肝乃受之以歸經。是氣為血帥也。倘血病而不由于肺氣。又不得誤用。熬令黑烟出研膏酒下取汗。治風勞毒腫攣痛。或牽引小腹。再加黃丹治瘧疾。童便豬肝同煮為丸。水酒任下、治骨蒸勞熱咳嗽。以吳萸食鹽同炒。去鹽茱嚼食。治便難裏急後重。血虛血枯人勿用。行血連皮尖生用。潤燥去皮尖炒用。或麥麩炒。或燒存性用。雙仁者有毒勿用。其果肉則有損無益。

桃花　苦平、利二便。治飲積下痢。以針取之。不犯人手用。麵和作餅煨熟食。大利而止。驚怒傷肝致痰飲滯血而發狂，是利痰飲。散滯血。有耑功。產後二便不通。同葵子、滑石、檳椰爲末。葱湯下。下宿水痰飲積聚。陰干爲末，酒下。○干葉者勿用，令人鼻衄

桃葉　發汗、凡外感以火煆。地布葉于上。溫覆取汗即愈。治傳屍蟲。同艾葉厚朴酒煮。布包熨背脊數炎。瘵蟲永絕。瘡中小蟲。擣塗之○桃奴　樹上干子。殺百鬼精物。治中惡腸痛。酒磨破瘀血癥堅。燒灰止血。○桃爲五木之精，其枝葉花仁俱能辟邪，故桃仁煮粥。治鬼疰咳嗽。○桃根白皮、治水腫尿短。煮取汁。一半漬麴。一半漬秫飯。釀成酒飲之。以體熱小便長爲度。經閉黃瘦。腹內成塊。同牛蒡根、馬鞭草根、牛七、蓬蘽煮水熬膏。酒調下。○

桃膠、桃茂時。以刀割皮。久則膠出以桑灰湯浸過晒干用。治產後下痢赤白。同沉香蒲黃炒爲末。米飲下。血淋作痛。同木通石羔煎服。○桃實、甘酸。多食令人腹熱作瀉。生癰癤。

梅

烏梅、放花于冬。實熟于夏。稟冬令之水精。而得春夏木火之氣。以宣達肺陰。故氣平。金氣入肺。溫。木氣入肝。味酸澀無毒。澁即酸之變味。經曰曲直作酸。由曲而直。是陰趨乎欲透之陽也。梅得木之全氣。故味酸倍于他物。主下氣。生氣上達。逆氣自下。除熱煩滿、肝氣上冲。則心疢熱。梅飽陰精以透泄。能斂陰中之陽以達陽中之陰。則津液化而煩熱除。安心火氣宣泄則安。止肢體痛肝尅土則痛。本水化以達火化。則肝和而不鬱于土中。偏枯不亡。死肌。血不灌溉所致。達津以化血則肝血足而病已去青黑痣。蝕惡肉。燒灰研敷。脚上雞眼。蒸和米醋研如糊塗生津開胃。經日肝氣以津過食酸。則肝氣盛而津泄。脾胃乃絶又日汗出溱溱是謂津。梅以收爲行。則肝胆條達而津液自化。去瘴。利筋脉。調中去痰。止吐逆霍亂。久嗽。瘧瘴。洩血下血。諸血症。自汗口干咽燥。皆化津以生血之效收肺氣和脾胃。醒酒。冷熱下痢。下焦陰虛而熱結化濕濕熱合則爲膿血宜升陽燥濕方中加此收陰以導陽。止休息痢同建茶干姜用。治蚘厥蟲由風化以生濕化以成津化則濕化。而風亦化。但謂蟲得酸則伏者淺甚。解硫黃各藥毒。

按烏梅治在下部。如大便下血。及酒痢血多久血痢。或燒灰。醋煮米糊丸。米飲下。或合鹽研。以臘茶醋和服。或合胡連灶心土爲末。茶調下。立效。又燒爲末。醋糊丸。酒下、止尿血。米飲下、治血崩。蓋血本于。陰。而化于。陽。此味由水而趨木火。能收陰。達陽。是以收爲化。以斂爲行。是卽下氣。以爲固脫。非徒收濇已也。如止能收濇。何以大便不通。氣奔欲死。用烏梅肉納入下部。卽通。又中風牙關緊閉。用烏梅擦牙齦。卽開乎。今人但知其酸收。而不知其有春。生。上。達。之。性。徒謂酸走筋。筋病無多食酸。而不知其有利筋脉之用惜哉。

造烏梅法取青梅籃盛于突上熏黑。再以稻灰淋汁潤濕蒸過則肥澤不蠹。

白梅一名霜梅　盐汁漬而成。與烏梅火熏而達火氣者。不同。故鹹酸而主收歛。治痰厥喉痛喉閉乳蛾。仙梅方用鹽一斤。梅一百。醃五日。入明凡六兩。牙皂三十条芒硝半夏防風桔梗白芷姜活各二兩。爲末拌勻收之。每用一枚含咽。亦治中風牙閉。以此擦之。梅核膈氣。每青梅一個用盐一兩淹晒至水盡。以青錢二只夾之。線札定。埋地百日。含咽之即消。妙極　取肉、同硼砂爲丸含嚥。治哦喉腫痛。去胬肉竹木鍼刺入肉中。嚼敷即出。其性凝濇滯氣。決非偏枯不仁與痢疾所宜。

梅核仁。明目益氣。除煩熱。清婦人子藏風氣積滯。千金承澤丸用之治暑氣霍亂。同絲瓜葉。或扁豆葉。搗爛新汲水調灌即解和醋浸代指腫痛。○梅葉煮汁。治休息痢。干霍亂。殺猪腹內生蟲。同米煮喂之以之漬水洗葛則不脆。衣生黴點。洗之即去。食梅牙軟嚼胡桃即解

大棗 氣平入肺補氣。味甘入脾緩血。無毒。主心腹邪氣。安中。養脾氣。滋肺潤脾。則氣血升騰。平胃氣棗內用緩火迫干為末。加生姜末少許。白湯下。則甘溫健運。可平胃中敦阜之氣。通九竅。助十二經。氣充血緩。則脈生。補少氣。少津液。身中不足。經曰裏不足者以甘補之。形不足者溫之以氣。

此物甘而兼温。故補中益氣大驚。臟燥悲泣數欠。若有神靈。潤脾津之效四肢重。脾充則身輕。和百藥。調營衛。邪在半表。則營衛爭。合生姜之甘辛以和之。治心下懸。脾津足則耐飢而神安。治奔豚。水飲脇痛。益土以勝水也和光粉燒治疳痢。小兒秋痢與蛀棗食之良。但太甘多食反滯脾。故中滿者勿食。仲景建中湯心下痞者。減飴棗。與甘草同例。紅棗土中有火。入脾血以和營衛。南棗耑于生津。散劑宜大紅棗。補脾宜南棗。其黑棗助濕火。損齒生蟲。不堪入藥。生棗多食、令人熱渴氣脹。齒痛痰熱人尤忌。殺烏附毒。忌與魚

葱同食○葉洗疳痔疔爛脚結毒○枝熬膏消毒○

梨

氣寒○味甘微酸○其潤肺○涼心○消熱痰○解酒毒○丹石熱○氣驚邪○止心煩（皆心爲火擾）○氣喘○熱狂○散胸中痞塞熱結○治熱嗽○止渴○消中善飢○鬱火成勞○欬嗽吐血○（取汁頓熱服）○人皆知其寒潤能勝熱矣○然方書又謂其治風熱○中風卒瘖○（生搗汁頓服）除賊風○吐風痰○何居○蓋言出于心○心脉弦長堅搏○則舌卷難言○此因腎陰不至肺○肺陰不能下降入心○則肝陽乘心○鼓動而爲風○所謂陽搏陰○則爲瘖也○此物春花秋實○本

風木之氣。而歸結于金氣。故能裕肺陰以平風木之陽邪。丹溪但謂熱傷絡則痛。此物解絡熱。猶未盡其妙也。但必大便實方可用。多食、冷利。肺脾虚。及產婦血虛人忌之。梨汁煮粥治小兒疳熱及風熱昏躁。切片貼湯火傷。　梨汁同霞天膏竹瀝童便治中風痰熱。　同人乳、蔗汁、蘆根汁、童便、竹瀝、治血液衰少漸成噎膈。汁和牛黃治急驚風熱痰壅。　剜空入黑豆煨食治痰喘氣急。　凡人有痛處脉數無力或發渴。此氣血被風熱銷灼已極。爲癰疽將成之候。惟晝夜食梨。或泡于梨。飲汁食滓。可轉重爲輕。膏粱之家。厚味縱慾。每多痰火卒中癰疽之病。數食梨。亦可變危爲安。梨與萊菔相間收藏。或削蒂種于萊菔上。則久而不爛。搗汁用。熬膏亦良。加姜汁白蜜。淸痰止嗽愈效。

木瓜　酸溫無毒。得春生之氣。化而結實于夏。是合乎大火淖溢之用。以暢肝氣。和肝血而養筋。先哲謂其達肺脾以行濕者。肝爲獨使之義也。主濕痺脚氣。利骨節。霍亂大吐下轉筋不止。肝主筋。陽明養宗筋。肝乘脾胃。則霍亂。津液頓亡。則筋失養而轉。此物溫通以利暴氣。酸津以潤耗散之脫氣。則肝和。而中土之升降不息。自無風鬱成濕濕鬱化風之虞。故諸症悉除。非理脾伐肝之說。○血和則陰降。陰降則陽隨而衛氣亦暢。故濕因以行。如建中湯加柴瓜、治轉筋是也。○下冷氣。止嘔逆。心痛。痰唾。止水利後渴不止。奔豚水腫。冷熱痢。心腹痛。腹脹。善噫。心下煩痞。皆肝鬱而胃陽不降之病。木瓜去濕以和肝血之滯。故悉治之。○止渴。酸能生津。患頭風人以鮮者放枕邊。可引肝風外出。血鬱化濕。亦化風。故血虛血熱其生濕濕生風。皆病于血。若以風藥勝濕。則血益燥。惟此和血以行濕而風自平。寇宗奭謂其益血為腰腎腳膝無力之要藥。正以其能和肝木之生氣也。○○○時珍乃以為酸收伐肝。然則春木之酸。何以其性暄。其德和。其用動。其政散乎白芍之伐肝。以其苦也。非以其酸也。彼多食酸令人癃悪。其過勝耳。非酸斂之正解也。

按肝爲三陰之使。先本陰中之陽以升。後承陽中之陰以降。脾胃居中州。乃能轉運。若肝鬱而陽不升。則風鬱而搏爲濕。陰不降。則濕鬱而亦化爲風。所謂升降息氣孤立危。乃有霍亂等悉病。○筋熱則縱。筋寒則縮。然濕熱傷血。筋亦縮。更有血虛筋轉。血熱。風寒束之而急轉者。當以養血清熱驅風分其主治。而以此佐之。如濕熱用黃連梔子石鈙斛石羔爲主之類是也。

按宣城木瓜。木狀如柰。實如小瓜。有鼻。鼻乃花脫處非蒂也。色赤黃香甘而酸。若蒂間無重蒂似乳者。爲木桃。爲木李。爲榠櫨。其味濇非木瓜也。鄭奠一謂木瓜酸濇。水腫不可用。又謂舟中多貯木瓜。則舟人皆病溺不出。是誤以木桃木李收濇者爲木瓜也。

川瓜爲末、白湯日下三錢。治楊梅結毒。木瓜剜空、以北芪續斷蒼朮橘皮台烏茯神心中木、靈仙苦亭藶等分末。入內札好。用酒浸透。蒸三度。爲末。以榆皮末、水爲丸。酒鹽湯。任下。治風寒暑濕襲入經絡。頑痺。或腫滿寒熱。嘔吐自汗。霍亂吐利。木瓜去瓤入乳沒于內飯上蒸三四次。搗爲膏加生地汁、酒下三錢治先從足起。上至于項。筋強急。此肝腎受風也、少陰之筋自足至項。衝脉者、經脉之海。肝腎司之。經脉和、則上焦之氣亦理。或再以白芷一味爲丸。繼服便愈。不知者乃謂其補肺。謬甚。又剜空入甘菊青鹽末蒸熟。和艾茸爲丸。米飲下。治腎冷、腹脇脹痛。精血虛而足膝無力者。非此所能治。宜以補陰爲主。

山楂古查字 甘中帶酸。秋熟氣冷。能使肝木疎土。脾胃而歸其氣于肺。以行其生化。故健脾消肉積。與麥牙消谷積者不同。凡煮老雞硬肉。投此則易爛。經曰甘傷脾。酸勝甘。言土得木用而消化也。行結氣化血滯。童便浸姜汁拌炒黑。去積血甚捷。木氣至金而氣化。金至于木而血化。然總不越中土之升降。治結聚痰飲痞滿吞酸。皆氣血疏越之功。小腸疝氣。小腸爲心肺胃行其氣化。即在氣中而行其血化。肝氣行則疝已。脾之濕熱運則瘡亦消。腰痛。腰爲腎臟。爲胃經所過。胃經氣結血滯亦痛。快痘疹。酒煎服則易出。干黑者加紫草煎。產婦兒枕痛。血瘀于胞則少腹痛。砂糖調服。瘧鬱。多食令人嘈煩飢易。反傷脾胃生發之氣。以其破氣太甚也、故食參者忌

之

兼損齒。

有大小二種、大者色黃綠。皮濇功薄。小者色赤。或黃。可入藥。一名棠毬。蒸去皮核用。 核亦消食積。主催生。疝氣尤勝。○同鹿茸爲丸治老人腰痛腿痛。同茴香炒末。白湯下。治偏墜疝氣。 脾胃虛而有食積者。當與補藥同用。

木瓜酸勝于甘。故入肝而效用。于脾。山查甘勝于酸。故入胃而藉用。于肝。

柿干 古作柹 氣平。入肺 味甘。入脾 性濇冷。金之收氣 肺脾血分之菓。主開胃消痰止渴。潤心肺。治肺痿。心熱咳嗽。潤聲喉。皆上焦有熱。肺失肅降。而濁氣盡停于。胃致熱化。痰痰滋熱。惟平冷可以治之。濇腸。收濇之功治腸澼。胃之清氣上歸于肺則肺與大腸流通。而不失其度。吐血咯血血淋痔瘺下血。肺主清氣。而陰生化于其中。生化無虧。營衛乃和而血止。此得金之肅氣。屬陰而收。故治之反胃。肺胃俱清則谷氣得眞氣消降。而濁氣不致停逆。同飯多食。不飲水。即愈。○柹餅燒灰飲服二錢。治下血極妙。蜜半斤。酥一斤。同煑。入柹干三斤。再煑食。治脾虛腹薄。食不消。飯上蒸、摻青代于內。卧時落荷湯下。治痰嗽帶血。同灯心治熱淋。同米煑粥。治小兒秋痢。按柿生澀。熟甘。其澀腸者。甘主守也。非澀收也。如以爲澀。何以又能潤心肺。柿蟹同食。則吐利腹痛。木香可解。又詳在下二十六頁。

柿蒂 澀平。止呃逆咳嗽。呃屬胃病。咳嗽肺病。然呃亦有因痰、因火、因氣虛、因胃寒、因氣鬱、因死血之異。柿帶澀能收氣。平能引陽歸陰。爲下氣專品。熱呃單用柿蒂。產後呃于柿連蒂煮汁飲。熱被寒鬱。用此歛內熱。加丁香生姜從治。以開鬱散寒。寒虛者。再加艮姜人參。熱呃甚用調胃承氣。又不得概用此矣。

柿霜 柿之精液。專清肺胃熱。生津化痰。寧嗽。治咽喉口舌瘡痛。得桑白百部二冬參貝蘇子橘蔞枇杷爲丸含化。治肺火生痰咳嗽惟元氣未漓，可勝寒潤者，方宜用。若虛勞喘乏，以此鬱閉虛陽，則病益深矣。

陳柑皮 各本草俱以色紅而小皮薄者爲橘，是以柑爲橘矣。今正之。**氣溫。**入肝**味苦**入心**辛。**入肺**微甘無毒。主胸中瘕熱逆氣。**胸爲肺之部位，苦泄溫行辛通，故專行肺氣。**利水穀。**肝主疏泄，肝氣行則水谷之氣暢，且經云上焦開發，宣五谷味，薰膚充身澤毛，若霧露之漑，行上焦滯則然。**久服去臭。**入心以通君火，則陰濁之臭氣自去。**下氣通神。**此句總結言其所以得效之神，皆下氣之功也。**開胃和中。導滯消痰。**治痰以健脾順氣爲主。**定嘔噦嘈雜，時吐清水，及便秘、氣痢、膀胱畱熱、停水。**肺氣降則治節行，而水道通調。**通淋，療酒。辛能散，苦能瀉，能燥，溫能補，能和，分配補泄寒**

熱升降可治百病皆取其理氣燥濕之功人身以氣爲主氣生化于肺氣行濕除則無病○又解魚毒食毒

陳修園曰陳皮筋膜似脈絡皮形似肌膚宗眼似毛孔人之傷風咳嗽不外肺經肺主皮毛風傷人先入皮毛次入經絡惟此苦瀉辛散俾從胃之大絡而外轉入內乃從內之外微微從汗而解也若去白筋膜祇畱空皮斷難解肌止嗽益汗由內而外不能離肌肉經絡而直走于外也俗說謂留白則甘緩補養去白則辛勝去痰泄氣似是而非又

法製陳皮以水煮爛嚼之無辛苦味晒干外用甘草麥冬青鹽烏梅元明粉硼砂熬濃汁浸晒至汁盡又用人參貝母末拌勻收用以爲化痰止嗽止渴順氣不知全失陳皮之功用陳皮治嗽在辛散順氣在苦降去痰寬脹在溫燥若以酸制辛以甘壅制苦以鹹寒制溫燥試問陳皮之本性安在乎雖甘酸入口似乎生津鹹寒入口堅痰亦暫化然總非陳皮之正治也法製半夏亦用此等藥浸造罨發黃衣貯用其謬矣一也或曰鹽水浸入下焦

童便浸治肺燥亦謬總之新則主散舊則行而不泄故二陳湯以陳者爲佳

按枳壳陳皮皆利氣行痰但枳壳寒水氣也金得水而泄也陳皮温少火之元氣也金得少火而眞氣宣揚也

青柑皮舊名青橘皮 氣温疏肝膽滯 味苦辛泄心肺 無毒 破滯削堅除痰消痞治胸膈氣逆心肺之病肝氣鬱積脇痛多怒久瘧結癖散肝邪去脾痰爲瘧要藥故青皮飲以之爲君下焦諸濕疝痛乳腫乳房屬胃乳頭屬肝肝鬱竅阻則胃汁沸騰化而爲膿亦有子滯痰熱含乳而

唾嘘氣致生結核者初起宜忍痛揉軟吮令汁透自可消散治法以青皮化肝滯石膏清胃熱甘節行濁血瓜蔞消腫導毒或加沒藥橘葉銀花蒲公英皂刺當歸少加酒若于腫處灸三五壯尤捷久則成乳岩難治破痞積最發汗皮能達皮辛能散有汗及氣虛人禁用　醋炒用消積定痛肝欲散急食辛以散之以酸泄之以苦降之也炒黑則入血分　膽家伏火驚症用二三分妙甚此即陳皮之未黃者同一物而氣味不異但陳皮辛溫更勝故升而浮能使肝引下焦之陽于上以宣肺氣青皮則苦勝故沉而降能使肺陰直至于下以疏肝故陽鬱于陰而不上者宜陳皮和氣益

氣以宣之陰鬱于陽而不下者宜青皮破之泄之古方無用者宋以後始與陳皮分用　一法青皮一斤浸去苦味用鹽五兩炙甘六兩小茴六兩同煮不住攪候水干盡焙干用能消食解酒取其調氣而不破氣也　同人參鱉甲消瘧母　同枳殼玉桂川芎治左脇痛　同參朮稜莪阿魏查麴木香消痃癖氣塊一切食積

柑核　苦溫入心肝　無毒主腎疰音注病也腰痛膀胱氣痛小腸疝氣卵腫偏墜　功同青皮而核象腎功耑

在下。以上諸病。皆腎與膀胱之氣化鬱以病乎肝。也。此味肝腎同治。故功崇。但實症爲宜。虛者禁用。以味苦大傷胃氣也。焙香、去殼。研細用。同杜仲等分炒研。鹽酒下。治腎冷腰痛。

柑葉古名橘葉。謂柑大橘小。誤也。苦入心平入胃兼平肝無毒。治胸膈逆氣。行肝胃滯氣。消腫散毒。消乳癰乳吹乳巖脇痛。用之行經。治肺癰。絞汁一盞服。吐出膿血愈。熨傷寒胸痞。搗爛和麵熨。

橘紅皮　氣微寒。水氣也。金得水而泄也。味苦辛。辛升苦降。以神肺氣。無毒。與柑皮同爲下氣之品。然辛寒以解熱滯。並無溫燥傷氣之虞。且味帶微甘。有冲和之氣。故兼補。千金方中名甘皮者。是俗書以甘誤作柑。開寶謂其利腸中熱毒。解丹石。止暴渴。利小便。形如柚而色紅。故名紅。以別于柚之黃也。出化州。紋細而內多筋膜者良。柚有膜無筋。且橘紅宗眼中更有白毫。對日觀之自見。諸本草謂陳皮去白名橘紅。又曰橘小柑大。皆誤。

柚 大而身高名柚。小如彈丸名金橘。肉酸寒。解酒。皮苦辛。下氣化痰。快膈。止渴。但性寡少補。功在陳皮之下。柚葉辛溫。消風腫。辟穢。

橙　酸寒，無毒。殺魚蟹毒，和鹽貯食，止惡心，解酒病，痞瘧寒、熱禁食。酸寒滯邪。核，治閃挫腰痛，炒研酒服三錢立愈。皮亦下熱氣，消痰。　其核更治疝氣、諸淋、血淋。

香櫞佛手是兩種　俱辛苦甘溫，無毒。佛手形如指掌，喘破滯氣，治痢下後重。功喘于下。痢久氣虛勿用。香櫞無指，甘香尤勝，兼破痰水，治欬嗽氣壅，除鼓脹。諸藥不效，用櫞一枚，胡桃肉二枚，連皮砂仁二錢，各煅存性，砂糖調服，水從臍出，屢驗。久哮，同白砒入雞內煅製用。功兼上下。俱以陳久為良。綱目混為一物，人罕能分。凡用去瓤核之酸收，鼓脹連瓤用，兼取其收也。

枇杷葉　冬令陽藏之時。透陽以吐花。夏天陰微陽越之時。反陽歸陰以結實。能使陽含蓄于陰中。故氣平（即涼）。清肺味甘和胃。苦降下氣。凡肺胃陰微陽亢。概用之。蓋氣下則火降痰消（氣有餘便是火。火則生痰）。其治嘔噦反胃噎膈者。胃陽和也。治熱欬勞嗽失血消渴。產婦口干。傷暑氣逆。利水者。心肺之陽降也。又治脚氣上冲（氣下則不冲）。婦人發熱咳嗽。經事先期（同地芍青蒿五味阿膠黃柏杞子杜仲丹皮鱉甲。能正經期有孕）。衄血（焙為末。茶下）。○胃寒嘔吐。及風寒咳嗽。忌之　葉濕重一兩。干重三錢者。爲氣足。去毛用。毛射肺令人咳。治胃。姜汁炙。治肺。蜜炙。同冬花、紫菀、桑白、木通、杏仁、蜜丸。夜臥含化。治肺熱久嗽。身如火炙。肌瘦將成勞。其實。極熟黃色。則甘而止渴、下痰氣。潤五臟。止血。若生味酸。則助肝伐脾。令人中滿泄瀉。核。大寒。伐肝脾。利水治疝。

胡桃即核桃 秋熟。氣平。補肺陽中之陰。味甘入脾。溫入肝。皮澀。斂肺定喘。固腎澀精。肉潤。養血。汁青黑。入腎通命門。能使肺陰入心生血。以下歸于命門三焦。故通潤三焦血脉。補腎上。治虛寒、喘嗽化痰。下、利小便。亦止尿數。肺腎相通之效。腰脚虛痛。補腎故佐破故紙。則益下焦以補髓。經曰精成而髓生。蓋精者、肺陽中之陰所生。以其從血而變也。又命門陰中之陽所成。以其從氣而摶挽也。故紙補命門之氣以上通于肺。此稀肺陰生血。以下歸命門。使上下相召。精氣互根而互益。故不但補陽而且補髓。舊解未明。潤燥養血、去皮用。斂濇連皮用。

胡桃倍于故紙杜仲。加青鹽名青娥丸。治腎虛腰痛。可知補髓全在此味。同生姜、卧時嚼服。止嗽化寒痰。同人參、定寒喘。同酒細嚼、固精。同故紙沙苑蓮鬚巴戟盆子魚鰾麥冬萸肉五味、益命門種子最效。同茯苓附子蛤粉姜汁、治房勞丹石傷腎水虧火炎口干精自溢尿黃糞燥 同米煮粥治石淋 同酒研服治便毒初起燒為末酒服魚口便毒有膿亦從大便出或加山甲全蝎尤妙 同柑核酒服補腎治腰痛 同川貝全蝎蜜丸治鼠瘻痰核 其瓤燒黑和松香傅瘰癧其殼燒灰酒服治乳壅即消已潰即斂或加血竭更妙皆取其通鬱結也 與錢同嚼即與銅俱化多食即消肺爍肝動風脫眉毛肺熱命門有火勿服

銀杏即白菓　經霜乃熟。氣平。味甘苦。性收濇。熟食益肺氣。定痰哮。厚味積熱成痰。粘于胸喉會厭。與氣相擊成聲。則為哮。宜收降以摧其凝滯。但必合麻黃之表散。而後氣達而血暢。止喘嗽。縮小便。止濁帶。生食降痰。解酒。消毒。殺蟲。熱凝則成毒。風淫則化蟲。惟降收可以治之。生搗浣油膩。塗面去皶皰䵟黷。其去痰滌垢之功可推。同汞搗漿衣。殺蟲蝨。熟而多食。令人壅氣脹悶欲死。小兒發驚動疳。急以鵝翎蘸油探吐。或糞清灌以泄之

荔枝　生于南方。陽也。遇夏至陰進而丹赤。味甘氣溫。是得陰以成其陽。化故能入陰達陽。生多食。發熱

煩渴。濕勝故也。于食止渴。陽虛不能化陰生津之渴。健氣。散陰中無形之滯氣。以毆寒。凡老人氣虛遇微寒即鼻塞胸滯。皆陽滯陰中也。補氣辛散。皆不可施。止宜此稍加蘇葉陳皮浸酒飲之。即愈。治瘰癧瘤贅赤腫疔腫。皆陰闔陽之病。宣風木。輔心火。通神益智。木、心之母。脾之用也。治痘不起發。取肉浸酒飲。并食之。其壳燒灰調酒飲亦可。同白梅搗貼疔腫惡瘡。根即出。益顏色。陽達則血活也。希雍謂其益血。時珍謂其純陽。皆屬鹵莽。

核　甘濇而溫。亦入肝腎陰中。辟寒以散陽滯。活血。通經絡。破血。主心痛胃脘痛小腸氣痛。煨存性酒下。婦人血氣痛。燒存性。倍香附為末。鹽湯或米飲下二錢。名蠲痛散。單服醋下亦效。癲疝卵腫如斗。存性加青皮茴香、各炒爲末。酒下或同陳皮硫黃鹽水爲丸。酒下或同牛七故紙延胡茴香萆薢川瓜杜仲。有熱加黃柏。寒加桂。皆陽虛陰乘之病也。心與小陽皆氣中之血。此味入血以化氣。皆達陽之功。故治肝腎癲疝有耑能。不但以核類卵也。若陽盛陰微之痛忌之。連殼煅。止呃逆。生食過多。以殼浸水解之。此即食物不消還以本物解之之義。核小而尖者醋磨治癬。不堪治疝。

龍眼即圓眼。

熟于白露後。氣平味甘。是由金趨水以生血而歸脾。金水爲血之化原。而甘又能入統血之脾。寧心。脾子血足。則心母受益。安志。志屬腎。心血足。則火下降以交腎。況脾借腎脉入心。心腎之交。全賴脾爲黃媒。治血枯虛勞。除健忘怔忡驚悸。故歸脾湯用之以治思慮太過而傷心脾之血者。取其歸脾之血。救子以益母之法也。及腸風下血。血不歸脾而妄行。同杞子熬膏。大補心脾之血。但中滿嘔家勿食。爲其氣壅也。師尼寡婦勿用。爲其助心包相火也。遠葉、殺蟲。洗疔痔疳瘡爛腳。龍眼殼、補心息風。治心虛頭暈。○核、治瘰癧。消腫排膿拔毒。

檳榔。苦破滯。辛散邪。溫升。濇降。辛濇屬金主降。其樹一幹直上。先升以爲降之本物理皆然。其子如石沉重。故能上行至高以瀉胸中之氣。使之行于極下。入胃大腸。二經皆屬金攻堅去脹。消食行痰。食留則成下水腫。除風殺蟲、濕熱停久所生。醒酒。治癥結。奔豚逆氣。脚氣冲心。以童便姜汁酒調。通經。治痛噎。氣蠱。心痛積聚。膈氣壅滯。二便秘悶。皆上而不下之病。小便淋痛。泄痢後重。同木香用。皆欲下不下。瘴瘧瘧疾。疝氣。開發中外之氣。凡冲脈病。逆氣裏急。必用。但太泄真氣。氣虛下陷。及內無積結者忌之。若氣虛挾滯。宜主以補中之品。除陰毛生虱。名陰虱嚙而塗之

白者辛勝散氣。赤者苦濇主降氣。殺蟲。形如雞心尖長。破之作錦紋者。主血分。腹滿多火者宜之。形扁大而味更濇者。爲大腹子。入氣分。濕盛者宜之。

生磨用。經火則力緩。金性忌火緩治宜略炒。或醋煮過。或以酸粟米煮飯、包于灰火中煨之。尤妙爲末。醋調敷丹從臍起。同童便水煎。治干霍亂。肺氣喘促。及水腫膈酸。用大腹子尤捷。取其泄肺以殺水之源也。兼治胎氣惡阻脹悶。

大腹皮 即檳榔皮 辛濇、泄肺。温和脾。檳榔性沉重。泄有形之積滯。腹皮性輕浮。散無形之滯氣。故通大小腸。下氣。治痞滿膨脹。腰脚氣壅逆。瘧疾痢瀉。心酸。姜塩同煎惡阻脹悶。寬大腸壅毒喘促。與腹子檳榔同。

而治水氣浮腫之功。尤勝。以皮行皮。而無下墜迅速之慮也。故虛腫虛脹。痰火主以補氣健脾而少佐之則導壅順氣而不烈。同朮苓豬澤車前桑白木瓜苡仁五加。治水腫虛者加參。 鵂鳥多棲此樹。宜酒洗。再以黑豆湯洗晒用。內粗筋耗氣。宜摘去之。

枳椇子 一名雞距子 屋外有此樹。屋內釀酒不佳。故古人治酒濕熱毒在脾。往往用之。以其辛平止渴除煩。去膈熱。潤五臟。利大小便。功用同蜂蜜 止嘔逆也。枝葉煎膏亦同。其葉入酒酒化爲水。

葛根解酒而發散不若枳椇趙以德治酒毒房勞病熱者。加葛根于補氣血藥中。一貼微汗。反懈怠。熱如故。以虛不禁散也、前方加枳椇即愈。　一人病消渴。日飲數斗。飯亦倍常。小便頻數。服消渴藥日甚。張肱診之曰消渴消中。皆脾弱腎敗。土不勝水而成。今脾脉極熱。腎脉不衰。當由酒菓過度。積熱在脾。所以多食多飲。而溲自多。非消非渴也。以當門射一錢、酒爲丸。以枳椇湯下而愈。射壞酒菓。

枳椇亦勝酒以解其毒也。同枇杷藿香桑白陳皮茯苓合酒煮黃連爲丸，治酒毒熏肺移熱干脾而成黃疸。多服發蚘蟲，以其太甘助濕熱所化也。

甘蔗　味甘和中，助脾氣，平清潤肺胃大腸燥結，利水止渴，治熱瘧痢瀉，消痰，解酒毒，（取汁服）治嘔噦反胃，（取汁和姜汁服）寬胸膈，少食則節蚘蛔。（蚘多傷人，少則食不化，而此能節之）多食則發虛熱動衄血。（近有用蔗汁治痢而効者，甘平養胃清濕熱之功也。）

紫沙糖即片黃糖 甘溫蔗經煎煉即溫，如甘草遇火即熱，麻油遇火即冷，物性之异也。和脾緩肝，瀉肝藥用解烟草毒，熬焦、治產婦敗血冲心，及虛人血痢。但助濕熱，與酒食則發痰。

石蜜即冰糖白糖，白糖一名糖霜，與蜂蜜之石蜜不同 甘平，功同沙糖，但黃入血分，白入氣分。潤肺消痰，止嗽，治口瘡細嚼即愈，取其達痞以磨濕熱凝滯也。世言多食生痞者謬。暴嗽吐血乍止同燕窩煮食，取其平補肺胃。但多食令人齒䘌，胃有痰濕，食之則動嘔甘膩戀膈故也。

石榴皮 酸澀微溫。治榴子瘡，止瀉痢、漏精、崩血、脫

肛帶下洗瘀疥癩白花者良采白花浸酒延壽止衄研末吹連皮子搗汁入姜茶煎治寒熱痢存性參湯下治久痢

烏欖子　澀平存性止血其葉洗瘋毒妙子之功近橄欖

貧婆菓　甘温治小兒顛婆疾煎肉食并存性開油搽解熱毒又一種子小的殼更鮮紅亦可搽顛婆疾但味腥悶不堪服食　大者益心和脾煮食生食止渴生津洩瀉者忌

小芭蕉根　澀寒敷熱毒惡瘡其子初出連包取汁

治難産及胎衣不下。花紅者良。又詳隰草九

楊桃葉　澀寒。利水行痰。治撞紅。同鯇魚煮湯淡食。多飲得尿利爲效。花解鴉片毒。子亦解毒消熱積。又補在下

黃皮樹皮　辛苦温。消風腫。去痞積。散熱積。通小便。煎酒。葉解穢除垢。蕩退黃腫。子消食核。治疝氣飲。又見于下

栗子　甘鹹温。無毒。益氣。厚腸胃。補腎氣。壯腰脚。但生則發氣。煮熟則滯。宜晒干。或潤沙藏干。或懸于當風。去其水氣。食時。灰火中煨令出汗。或蘸香油

炒。同橄欖食。有梅花香。殼煎汁飲。止反胃。消渴。栗楔一毬三顆中扁者。治筋骨風痛。破冷痃癖。敷惡刺。出箭頭。生嚼敷　栗肉上薄皮存性。下骨哽。吹之　殼內毛煮汁。洗火丹毒。花治瘰癧。樹皮、洗沙虱溪毒丹毒瘡毒。根、治偏墜腎氣酒煎

金橘一名金柑　金橘形如彈丸、金柑形如牛奶、一皆酸甘香竄。下氣快膈。止渴解醒。

楊梅　心家血分之菓。甘酸溫無毒。兼入肝脾心包。止煩渴。止痢燒灰　止嘔噦。盐藏　消酒。但血熱火旺人多

食則動經絡之血而致衄又生痰損齒其性雖熱而能從治熱鬱解毒連核同鹽等分搗如泥收入竹筒中治刀斧傷損生肌止血且無瘢痕 根皮解砒毒煎飲塗湯火傷燒灰油調其核以柿漆拌爆烈取仁治脚氣須多食

落花生即長生菓 甘溫而香無毒健脾胃消食或云反黃瓜者非也

葡萄 甘酸微寒而滑無毒滲水道利小便治筋骨濕痺益氣力令人肥健療胎上衝心煎水飲和白糖

晒食良浸酒亦佳但多飲泄瀉昏目滲滑太過也

櫻桃　甘澁熱無毒和脾胃止洩瀉　但多食作嘔發風動濕小兒多食生蟲成疳喘嗽熱病人忌花浸酒美顏色　一名山合桃須小的爲良固精

柹俗作柿　甘平無毒潤心肺清火止渴消痰嗽通耳鼻飲酒食之則易醉其將熟黃柿止痢和米粉蒸糕在樹上紅熟者性冷止渴清胃熱○綠柿止堪生食性更冷寒胃壓丹石毒利水○柹餅烏柹火薰而成甘溫止痢潤聲喉去面皯及腹中宿血酥蜜煎

益脾存性止血若風中自干者動風○柿葉苦寒清心肺止渴生津止血○柿霜乃干柿皮上白霜也潤心肺生津清熱治咽喉口舌火瘡消痰止嗽○牛奶柿小而如牛奶者至冷多食令人腹痛經火焙干者名柿花益肺脾止瀉痢○朱柿小而紅圓者甘平去痰火　各柿及餅霜俱忌蟹鼈犯之令人腹痛大瀉

李

甘酸苦澀微寒無毒調中益肝去骨節間勞熱多食則膨脹發痰瘧虛熱　惡醬蜜雀肉　李仁

苦平入肝。治僵仆瘀血骨痛。清血海中風氣。令人有子。承澤丸用之 其性散結。解硫黃白石英附子毒。去面皯。和雞子白敷 宜桼灌木郁李

李根白皮 苦微鹹寒。無毒。崩降逆氣。故治消渴奔豚。赤白痢。赤痢宜紫李根。入肝血。白痢宜黃李根。入胃氣。赤白帶下。腳氣。敷小兒丹毒。存性炙黃用。

榧子 肺之果也。甘濇溫。微毒。去腹中邪氣。溫能散火 炒食、健脾化痰消穀食。行營衛。助陽道。去三蟲。功同使君子 治蛇螫蠱毒。鬼疰伏尸。但多食則引火入肺

大腸受傷。令氣上壅。忌猪肉菉豆。一説化痰。化瘀生新。定喘嗽。

松子　甘温無毒。補氣。散風寒。一種海松子。甘潤益肺。清心。止嗽。行水。潤腸。藏去頭眩。骨節風。活死肌。功兼柏仁麻仁。温中益陰之効。心肺燥痰干咳之良藥也。

無花菓　不花而實。實出枝間。甘淡而平。開胃。止洩。下乳。治咽喉痛。痔瘡。煎肉食。解百毒。葉、微辛。薰洗痔腫痛。根、清火熱。

西瓜　甘寒色赤無毒得寒水氣于盛夏能引心包之熱入小腸膀胱下出故解暑熱酒毒及熱病大煩渴倘春夏伏氣鬱發瘟熱得之如湯沃雪矣若冬時傷寒壞病煩渴勿用　瓜子仁甘平無毒清肺潤腸和中止痢解烟毒炒則温中開豁痰涎食西瓜後食之即不噫瓜氣温散之力也

甜瓜蒂即苦丁香　苦寒有毒乃陽明除濕熱之藥能去胸膈痰涎故治面目浮腫欬逆上氣皮膚水氣黃疸濕熱殺蟲毒凡食諸瓜菓病在胸腹者宜此吐

之薟酸苦涌泄爲陰瓜蒂散用瓜蒂之苦寒合赤小豆之酸甘以吐胸中寒邪金匱瓜蒂湯治中暍無汗今人罕能用之又搐鼻取頭中寒濕黃疸得細辛射香治鼻不聞香臭　凡尺脉虛胃氣弱病後產後俱忌吐藥不獨瓜蒂也故膈上無熱痰邪熱者切禁　又詳菜部宜參

菱角 即芰實　甘平無毒其種類有三滯氣則一紅瀉白補生降熟升僅供食品無益治療多食脹滿臍下痛姜汁沉香汁或射香點湯可解溫香散滯之

力也

馬蹄（即烏芋地栗黑三稜荸臍）甘淡寒無毒主消渴癉熱下石淋治血痢下血血崩除胸中寒熱宿食膈氣痘瘡干紫不起（同蚯蚓搗爛入酒釀絞汁服即起）酒客肺胃濕熱聲音不清及腹中熱積痞積（三伏時以酒浸曬每日空腹細嚼七枚痞積漸消）誤吞銅錢（生食或取汁飲）其涼血消堅之力可知作粉食明目開胃厚腸辟蠱毒（白湯日調二錢）下蠱之家知有此物不敢行云但冷氣人及患腳氣虛勞咳嗽切禁以其峻削肺氣兼耗營血故孕婦血渴忌之

槌子（即榛子）如栗而小。甘平無毒。開胃益氣。實大腸。令人不飢。炒食、頗熱。

梧桐子 甘平、無毒。生食無益。熟食開胃醒脾。多食生痰動風。

椰子肉 甘平、無毒。益氣。治風。消疳積白蟲。小兒青瘦。（合蜜食）患瘡疥喘咳者忌。椰漿、止渴。治吐血。水腫風熱。殼存性、治楊梅瘡。筋骨痛。及夾陰風寒寒熱。（臨用炒熱滾酒泡服二三錢取汗。）皮、止血。治鼻衄。吐逆霍亂。及夾陰風寒邪熱。（煮汁飲）心卒痛。（存性新汲水下）

楊桃子（卽五歛子）酸甘濇平。無毒。生津止渴。治風熱。若晒干或蜜漬。能辟嵐瘴。又吐蠱毒。大渴不止。（搗汁飲）治不服水土。（同牛肉炒）

人面子　酸寒無毒。生津。醒酒醒脾。蜜漬醋醃俱妙。孕婦腹痛宜食。咳嗽瘡瘍人忌。

黃皮菓（卽金彈子）酸甘寒。無毒。行氣。多食動火。發瘡癤。嫩者醃晒干。醒酒開胃。核、塗小兒頭上瘡癤。（井花水磨）

蕉菓　有青蕉香蕉牙蕉之殊。而甘寒則同。止渴潤肺解酒，清脾滑腸。脾火盛者食之，反能止瀉止痢。治小兒客熱。同飯嚼飼之 蒸熟曬干尤妙。根，治一切腫痛發背欲死。搗塗 血淋澁痛。同旱蓮草煎，日三服

橘絡。即柑皮內之白膜。辛溫無毒，通經絡，舒氣化痰燥。胃去穢，和血脉。 橙柚膜功亦近，而性寒，且不能通絡。

橄欖 生者名青欖、白欖。熟者名黃欖。錫器藏，置地上，五六月不壞 鹽醃，名鹹欖。氣平，味甘濇，無毒。皆生津止渴，開胃止嗽，止血，消痰，解醒。熱嗽忌，恐斂火也 殺河豚諸魚鼈洋

烟毒。能止引治魚骨哽。嚼汁嚥之咽喉痛牙痛。煅灰常擦之患痘瘡者宜多食。解毒兼收胃中溫和之氣也。痘後勿食非痘多食。防其太斂。反聚火而傷胃。 鹹欖去核。以鮮明人中黃入滿。用濕紙及泥包好煅透。滾水調下。立止心胃脘痛屢驗。 核燒灰治疝。消疽瘤。解胎毒。初生胎寒面白者宜之。一枚、同胡桃肉連衣三枚。朱砂雄黃各三分。研末以甘草汁蜜乳調溫灌之。若面赤胎熱。則宜化毒丹。生核磨水擦滅瘢。 核中仁敷唇燥痛。

本草求原

本草求原卷十三

菓之味

川椒　結實于夏而氣熱生于西而味辛是火炎上而歸于金之降故能由肺直達命門三焦引腎氣歸元治肺感風寒欬逆肺虛不能固腠理辛熱以散之温中逐骨節寒濕皮膚死肌寒濕痹痛腹冷痛泄瀉消留飲痼食水腫黃疸痿腰臍縮小便皆脾腎火虛不能制水濕以温肌肉此味葉青皮紅花黃膜白子黑備五行之氣而功更在脾腎益命門火下氣治飯後飽悶氣上冲心三焦者命門之別使水谷之道路氣之所終始此補火以

通三焦。導火下達。則食消氣歸元而不上冲。止陰汗泄精。下焦寒。安蚘定嘔。嘔而諸藥不納。蚘虫動也。虫生于風木。此禀金氣下降。故虫得之而頭伏。殺鬼疰虫魚毒蠱毒。古有人病傳尸勞。以此炒出汗爲末。米飲下三錢。服至二斤。吐出如蛇而安。堅齒明目。同茯苓蜜丸。鹽湯下。忌鐵。破血通經。血温則行。止心寒。火歸水中。則水不犯心而心安。肺陰入心。金火合德而生血。則血行。金明于火中。即水孕于金中。故齒固目明。按川椒能收水銀。蓋水銀出于丹砂。爲陽中之陰。而陽中之陰根于陰中之陽。椒補命門陰中之陽。故能合乎陽中之陰。得其所歸。即此可知其直歸命門以爲補也。久服頭不白。通腎氣之力。秦椒即花椒。主治與川椒略同。止吐逆。而辛烈太過。多服鬢髮易白。不及川椒。川椒肉厚皮皺。凡用去目及閉口者閉口者有毒殺人誤中其毒吐沫者地漿水解之。微炒出汗。乘熱搗去裡面黃殼取紅用。名椒紅。收貯要封密。不見風。取其全氣以補火也。得鹽良入腎。使杏仁。畏款冬、防風、附子、雄黃、麻仁、涼水。椒能辟疫伏邪，故歲旦飲椒柏酒。同蒼朮醋糊丸米飲下治久痢及餐泄不化。醋煮焙為末酒或米飲下二錢治水瀉。一人腰痛痰喘足冷如冰，服八味丸無功，以川椒茯苓蜜丸鹽湯下而安。陰虛及肺胃熱忌之。花椒葉敷寒濕腳腫。風弦爛眼。調食品、香美。其子光黑如瞳人。故名椒目。苦辛。專行水道。不行穀道。燥濕消水蠱妊娠水

腫水喘及腎虛耳鳴。同巴豆菖蒲為末以松香黃蠟溶和為挺納耳中一日一易

吳茱萸　氣溫。入肝味辛。入肺使火氣上宣而辛又大苦入心使火氣下達。凡辛熱多上行而此則苦辛有小毒溫中下氣。溫達肝氣則腎陽先暢復得心肺下行之令而無旁掣則中土之滯陰亦降止胸腹諸痛濁陰不降則閉塞痞滿而痛陰得陽化則脾健陰行而痛自止除濕肺喜溫而惡寒辛溫燥濕則水道通調血痺。肝寒則血泣而成痺逐風邪開湊理。風邪傷人則湊理閉而為寒熱寒熱欬逆辛溫能宣之欬逆寒熱。潤肝燥脾。治兩脇刺痛脈弦而細。陰滯于脾則血鬱不能潤肝而脾反患于濕是卽溫中除濕血痺之義。腎氣自腹上冲咽喉噦逆連聲。醋炒同附

子陳皮麵糊丸。姜湯下。**厥陰頭痛。**仲景用吳茱萸湯。**去痰嘔逆吐吞酸。**俗名醋心。皆飲食傷中所致。宜去痰濕。有濕同寒生者。湯泡七次同茯苓等分蜜丸滚水下。或加干姜或用醋煎亦可若濕鬱成熱則宜合六一散或同芩連陳皮蒼朮以降火。仍用此爲引導熱下行也。**噎膈腹痛。**中寒也。爲末酒調和熱油再煎沸服　更有血滯于脾腹痛不時起發者　同桃仁炒至茱焦取桃仁去皮尖和熱葱酒服。**老人多年泄瀉**泡過人猪腸內煮爲丸米湯加鹽下以其暖水道。分解清濁。而大腸自固。**消腹中癥塊。**酒煮熨之**陰疝痔疾。脚氣水腫。衝脉爲病逆氣裡急。**皆濁陰不降之病故凡肝脾寒滯非此不治。**口舌生瘡。**爲末醋調塗足心引熱下行。**利大腸壅氣。**故治腸風痔痢。○痺在臟者宜補而兼行。痺在腑者宜疏者兼補皆須此行氣以暢血。

下產後餘血產後多用之但走氣動火昏目發瘡血虛
有火及虛寒無滯者忌之凡肝脾火逆之症必兼苦寒以降之如用左金
丸是小兒痘瘡口噤嚼此抹之即開亦辛散之意揀去閉口者泡七次去
苦烈水焙用止嘔黃連水炒治疝鹽水炒治血醋
炒

吳萸是肝肺之氣味何以又溫中仲景治陽明食
穀欲嘔及干嘔吐涎沫悉用之蓋肝寒化風必犯
中土未有肝不安而能和胃者且少陰病吐痢手
足厥冷煩躁欲死者吳茱萸湯主之蓋少陰皆本

陽明水穀以資生而後交會于中土若陰陽水火之氣不歸中土則上吐下利上煩下躁中土之氣內絕則逆冷過肘膝所謂升降息則氣孤立危中土實升降之樞也取此大熱之味佐人參之中和以安中氣姜棗之和胃以行四末耑治陽明是絕處求生之法

胡椒　大辛大熱煖胃大腸快膈下氣消寒痰食積治心腹虛脹風冷痛倍沒藥爲末酒下。反胃吐利霍亂氣逆冷痢腸寒而滑胃寒吐水須佐他藥過劑則走氣。牙齒浮熱作痛。（合畢茇散之。）殺一切魚肉鱉蕈（音尋）毒。故食料宜之。但多食損肺走氣。動火發瘡痔贜毒齒痛目昏。。冬月泡水磨墨則硯不氷。（勝于火酒易秃筆。）

畢澄茄　胡椒向陽生。此向陰生。一類二種。主治略同。更治反胃吐黑綠水。（肝腎寒也。為末米糊丸。姜湯下。）痘瘡入目（為末吹鼻）鼻塞。（同荊芥穗薄荷蜜丸含咽。則肺氣下降）傷寒陰盛呃逆。（同良姜為末滚水入酢少許下。）皆取其溫脾胃膀胱腎冷。下氣而兼達上焦之陰塞也。

茗茶　茗即茶之粗者。茶之種類不一。總以甘香不

濇苦味少者爲茛蓋苦泄熱甘香和胃體輕氣浮
陰中陽也更採于初芽得春初生升之氣故皆清
肅上膈下氣熱降則氣下消食去痰熱除煩渴滌腸胃
垢膩清頭目火下則上清同芎歸烏梅黑豆生地甘菊茯苓治血虛有火頭痛主
瘻瘡利小便治多睡同川連生棗仁通草蓮實解酒食煎炒熱
毒治傷暑下痢合醋炒或鹽炒至黑煎飲熱毒下痢赤白同連皮生
姜等分茶助陰姜助陽使寒熱平調並能消暑解酒食毒時疫發熱頭痛同姜豉葱
白吐風熱痰涎痰厥頭痛卒然頭痛如破濃煎恣飲吐出胆汁口渴即瘥經冬
過臘陳久者名臘茶治便血同寄奴最效嶽之松羅崗

化食。浙紹之日鑄茶清火。閩之建茶茶辟瘴。六合之苦燈茶止痢。滇南之普洱消食辟瘴止痢。杭之龍井、武夷之雨前皆稱上品。然真者甚少。其餘雜茶皆苦寒而濇，伐胃肝，傷包絡。傷肝則不能由陰達陽以上升；傷心包則不能于陽中化陰以下降，必致脹滿氣逆，而胃亦不施化，故濃茶能引吐。胃虛血弱人多飲則中寒，土不制水，精亦不化，致痰飲痞脹痿痺、黃瘦、嘔泄、腹痛諸症作矣。早晨多飲或入鹽而飲，每傷腎氣。酒後嗜茶，引入膀胱，多成茶癖、瘕疝、水腫。新茶多飲令人音喑，以其鬱遏火邪也。如暑月以生姜。冬月以食茱萸合食。則不致傷陽。又宜于飽後飲之。方去煩膩。而脾胃不覺。且苦能堅齒消蠹。爲得飲茶之妙。精氣寒滑人。以沙苑子代之。

○茶子苦降。治頭中鳴響。天白蟻之病。茶子餅煮汁澆花。去蚯蚓。洗衣去膩。而不退顏色。

又武夷茶　甘寒微苦。清肝肺脾火。化老痰。消食積。黃疸。肺癰。喉痺。　普洱茶甘苦寒。清肝胆浮熱。除肺胃虛火。生津止渴。　安化茶苦寒。清肺脾火。舒肺胃氣。消脾胃濕。下食化痰。　松羅茶苦寒涼血。清肝。燥胃瀉脾濕熱。化痰水通二便。滑腸。治小兒臍瘡驚癎火毒。古勞茶功亦同。得鹽同。炒則利水止瀉。得尖檳則泄水。

本草求原卷十四

穀部

胡麻（即脂麻一名巨勝）黑芝蔴（一名烏麻子）四月種。六月收。得火土而成。甘平。多脂。溫潤五藏。還歸於腎。以塡精髓。（色黑入腎）補虛羸（脾血充則肉長。）治傷中。益肺氣。止心驚。益氣力。（甘平益氣血以暢眞陽）利大小腸（潤滑之功）逐風濕氣。遊風頭風。（炒食不生風病。風人久食則正步。利言語。精血充自能化風火之燎也）耐寒暑勞氣。（平卽辛。腎喜辛開湊理。辛平達腎陽。則精足。氣通而形旺。）堅筋骨（精氣入厥爲血則筋得養歸腎入骨則髓充）明耳目。耐飢渴（九蒸晒服食。能辟穀。初食滑腸。久食去陳

留新與白朮并用尤勝能健脾益氣

白脂麻名白油麻亦潤肺滑腸行風通血脉客熱作汁服生、寒治嘔吐因痰飲成癖蒸熟補人炒食發病生嚼敷小兒頭瘡　白麻油甘微寒煎煉未久涼血通滑二腸潤燥結治蚘心痛伏痰遇冷即嘔吐同各藥炒爲末解食毒虫毒瘡毒初起煎熟和醋飲毒不內攻和葱煎黑乘熱搽自消生肌排膿止痛消腫入血餘熬膏鉛丹收之敷貼滑胎爲其始終于火土能宣金水之氣化故解毒如此但入藥白油不及黑麻油以其溫達至陰之元氣也　和蜜熬治血干難產　麻油動火生痰新磨則寒而解毒炒煉陳久須常常蒸熟否則火性反復油麻渣八兩。鹽三兩用生地十斤取汁。同熬干。再封煆赤。研末。日揩牙三次揩畢。飲姜茶。一月髮鬚變黑。按新磨者為生油。但可照點。再煎煉為熟油。始可食。但須逐日煉用。乃不動火如鉄出火中仍為生鉄。

粟色者名鱉蝨胡麻。解散風熱濕毒佐苦參蒺藜為大麻風疥癩之要藥。醉仙散用之燈盞油吐風痰食毒治癖

大麻仁即火麻仁種於春夏。木火主氣甘平。益肺脾氣多脂補津血能宣氣以化血。氣化液。液化血。血本于金。水成于木。火。火氣不宣。則血凝不化。復血脈通關節。陰化陽暢之效。潤五藏去五藏風。血燥則風自動。內利大腸風燥秘結。古方治風用之。俱不離于大腸燥秘。是皆血中之燥風也。金本制木太燥則反從風化。利小便經曰雲霧不精。白露不降。肺陽化。陰下降。則治節行下氣

逐水除熱淋消渴血痢脚氣骨髓風毒下焦虛熱。
氣化血以　○調血必　○陽不得陰
下歸之功。利經脉須宜氣脉結代心悸以化之病
○又通乳催生。○人之用芝麻麻仁類以其脂潤
能滑耳。而不知其妙在宣氣。若不宣氣則適滋膩
滯矣。滑于何有。　水研濾取汁。同蘇子汁煮粥。治
風水腹脹。五淋。及老人産婦便秘。陽明胃熱。大汗
亡津而秘。亦宜。　合桃仁酒浸服通經　製粉酒
煎服。治骨中風毒。痛不能運。　取汁煮綠豆止消
渴。及血痢。煮赤小豆治脚氣腫渴。　但性滑下走
多食損血脉。滑精。發帶疾。　極難退殼。帛包浸滾
水中待冷。懸井口一夜晒干。就新瓦上去殼。　畏
伏苓白微牡蠣　按麻有五。黃麻葉五岐苧麻葉
圓背白惟黃麻之子爲大麻。　黃麻生破血。利小
便治熱淋浸汁飲之煮熟則止血治崩中下血。
麻根葉搗汁服。治産難胞衣不下。并跌打瘀血。心
腹滿痛。　黃麻燒灰。酒服極散內傷瘀血。消外傷

瘀腫。姜點擦之

諸麥總論

大小麥。俱秋種夏熟。大麥四月初穫。小麥四月末穫。皆本金水之氣。而成于木火。故其主治。多屬心病。乃心穀也。但北産則備四時中和之氣。逢春升之後。即熟。故性溫。益人。南地卑濕土暖。春種而夏即熟。濕熱薰蒸而成。故性熱。久食令人發熱。況小麥之涼。全在皮。用麥皆取外麩之力。仍取溫性內存以助之。作麪去皮。則內蘊之濕熱盡出。無寒以和之。故壅滯動氣。發渴。助濕。令人體浮。凡脾胃濕熱。及小兒食積疳脹。夏月瘧痢。忌之。○新麥更熱。陳則平和

小麥

甘微寒。養心。除客熱。止煩。利溲。止血。止汗。治咳嗽。○霍亂後虛煩渴飲。尿秘。○本金水以育。乘至陽之舒氣以化故治一切陰虛陽浮之病。有不同于苦寒傷陽者。但必須陳者。連皮用。去皮則不能消熱止煩矣。 同大棗

甘草煎。治藏燥悲泣。狀若神靈。亦補脾氣。　小麥飲。治煩熱少睡多渴

○白麪即飛麪已去皮麩。止存內醞之氣。離陰致陽之。○用穀先殼後仁成仁時。木火當令矣。故甘溫微毒。○不能消熱止渴。○補虛養氣。寔肌膚厚腸胃。治中暑。○水調服。止鼻衄吐血。○團參九合參芪百合用。治熱浮而不受清涼者。故取其由陰生而陽化者用之佐北芪以昌陽。而即配百合以制陽之上僭。　陳久者水煮食。無毒。新則生痰助濕壅氣。　寒食日紙袋盛懸風處名寒食麪年久不壞。亦不熱。久藥尤良。　達三焦火氣以運中土故厚腸胃。但後于大麥而穫故小動風。

浮麥即水淘浮起者。甘鹹寒。輕虛象肺。斂自汗、盜汗。○治勞熱骨蒸。汗爲心液。麥爲心穀。浮者走散皮湊之熱。　麥麩即麥皮醋拌蒸。○

能散血止痛，熨腰脚折傷、風濕痺痛、寒濕脚氣、走痛，互易至汗出良。凡瘡瘍痘瘡潰爛不能着席者，用麥麩裝褥臥，性凉而軟，最妙。但食之最難尅化，犯者惟草菓能消之。醋熬膏，消一切瘡腫湯火傷。取麥麩洗筋，澄出漿粉，陳久之炒黑，醋調糊熬如漆，凡一切腫毒未潰者，攤紙上，剪孔貼之，即如氷冷，痛止腫自消，藥力盡自脫。用經霜桑葉、大黃末和蜜調敷更佳。

麥奴　麥將熟時上有黑黴者　治陽毒温毒熱渴斑狂。同梁上塵、釜底煤、灶突墨、黃芩、麻黃、硝、黃等分，蜜丸，水下錢餘，汗出或微利愈。取從火化之象也。

大麥　即牟麥　鹹温，寬胸下氣，健胃化食，止渴除熱，令人多力健行。麥芽亦温中消食，除脹滿，寬腸下氣散結袪痰。鹹能軟堅但既經發萌。不免耗血傷精。凡麥穀大豆浸之發芽。皆得生升之氣。達肝以制化脾土。故能消導。麥尤得木火之氣。凡怫鬱致成膨膈等症。用之甚妙。人知其消谷而不知其疏肝也。故化一切米麵菓食積。下胎。同蜜煎服立下。通乳消腫。一婦喪子乳腫。炒煎服立消。作麪煮糊。治胃熱而患纏喉風。透芽升發故不動風。亦無燥熱。勝于小麥。其平胃耗伐胃氣可知。然補益則不及小麥矣。與神曲。皆消人元氣。下胎。無積者勿輕用。與參朮等消補兼施。則無害。炒用。豆叩砂仁烏梅五味木瓜白芍爲使。炒枯用。則麥之滞性益去。

蕎麥 麵 甘平微寒。降氣寬腸、磨腸胃積滯、治帶濁積瀉。沙糖水調服。氣盛濕熱宜之痢疾。炒麵二錢糖水調。絞腸沙痛。炒焦熱水冲。丹疸瘡腫。醋調敷 北地者艮。南地者味苦 濕熱病宜之。虛寒人多食則動風頭眩。大脫元氣。忌猪羊肉黃魚、反諸礬、誤用令腹痛致死。

粳音更米 卽日食之硬米。乃秔稻之總名。又通名曰稉。有早中晚三收。早米熱。赤粳亦熱。新更動氣。晚收白粳。由火土而生。全金氣而收。使火氣歸土。以上致于肺。甘涼無毒。得中和之氣。故能和益腸胃補中氣壯筋骨長肌肉和五臟通血脉入肺除煩清熱煮汁止渴經曰傷肺者脾氣不守胃氣不清經脉傍絕五藏漏泄不衄則嘔言藏氣不能自致于肺因胃氣不清必脾胃清和五藏乃得稟氣于胃以上致于肺晚收白粳性涼能清肺胃其功如此故白虎湯桃花湯竹葉石膏湯皆用之煮粥食暢胃氣生津液 白粳涼但南粳仍溫陳則涼不得陳者以新粳于冬月浸一宿炊熟日晒夜露名香粳米功同陳倉米下氣易消病人最宜白虎等湯用之尤合同芡寔作粥益精明目粳同秔江南呼為秈

米泔洗米第二次汁也 甘寒清熱止煩渴利小便涼血鼻衄

飲之仍以麻油和蘿蔔汁滴之。陳紅米治吐血不止。（溫服日三次。）

陳倉米（卽粳米年久者。）甘鹹微涼無毒大補脾胃之陰凡久瀉久痢亡陰最宜。（或同固濇或同升舉或同散毒或同補虛并皆用之。）新痢亦用之煮汁煎藥（倉廩湯是也。）取其調腸胃利小便去濕熱除煩渴下氣開胃進食。煮飯作團曬煅存性解小兒嗜生米疳（蜜調服并以雞屎白治之。）敷一切惡瘡百藥不效者（同輕粉麻油調敷。）炒爲末治洞瀉（飲調下。）噤口痢用之取其淡滲以化滯熱兼養脾陰也。

秫米卽黏粟莖稈似禾而粗大北人以之釀酒故月令云秫稻必齊。甘微寒無毒。清肺。利大腸。治痰滯不寐同半夏。脚病寒熱、夜不眠。如無以香粳代之。○傷鵝鴨成瘕。多飲秫米泔可消。

糯米　卽稻之黏軟者。甘溫無毒。益肺氣。暖脾胃。炒食止虛寒洩痢。縮小便。止自汗同小麥皮炒爲末煮肉食幷同龍骨牡礪爲粉撲之。發痘漿解毒化膿。炒糯米爆、姜汁拌再炒爲末治噤口痢湯下。暖精多子同淮山胡椒研砂糖調服。治勞心吐血同蓮子心墨汁爲丸。胎動下黃水同北芪川芎及米煎服。作稀糜則滋肺氣以下行。利小便滯。亦不若作糕餅。粘滯難化。病人忌之。釀酒則熱。釀飴糖尤熱。肺脾虛寒宜之。仲景建中湯用之。取其和脾潤肺以和中也。若濕熱有痰風火脾滯則最忌。忌肥肉馬犬貓。其泔水止渴。解毒。消鴨肉積。

穀芽。甘溫達肝以疏土。故開胃快脾。下氣消食化積。寬中兼補。甘故也。麥牙則鹹。兼行上焦滯血。使營通而衛乃暢。血行而脾濕走。故其消尅更甚。

炒用

舂杵頭糠即碓觜上細糠甘熱。蜜丸含咽津液。治噎膈。取其運動之性。磨胃之陳積。唯暴噎宜之。咽喉不利如有物礙。同炒石蓮人參煎服。日三

次

黑大豆　甘平。色黑。育肺脾之陰。氣以補腎。調中。中者陰陽合化之地。脾肺腎上下循環相。化。則中氣調。下氣。肺陽得陰以降。利水。凡水脹水鼓多用之。肺降脾運之功也。通淋。通關脈。氣調則血活。散積結之寒毒、熱毒、熱氣。上下相化。血脈通流之功。祛一切風痙、風痺、風熱、風毒。陽得陰。化。則水平風。靜。故治水治風。合一之道。且風藏即血藏。血行風自滅。故炒熱酒沃。飲其汁。治產後中風。及妊娠腰痛。一以去風。一以活血。解百藥毒。合甘草用。明目。血足故。消腫止痛。氣調血活故。止消渴。牛胆貯用。緊小者良。小者爲雄。名穭豆。更能生腎經血。以塩煮食益腎。加旱蓮、首烏。則黑髮。治風酒淋、陰毒亦然。　風毒攻心脚氣冲心，俱水煮，水足則心火下。逐水，桑柴灰煮。擣塗一切腫毒。煮食稀痘。同花粉爲丸，治消渴。炒同甘草煎作茶，治疫癘發腫。效。同斑蝥炒，至豆脹，去蝥，每一斤加草烏四兩、川烏二兩、没乳各一兩，醋丸，酒下，治癱瘓狗攣身痛及跌閃。常服通經絡，活血脈，疎風順氣，壯骨輕身。畏五參、龍胆、猪肉，忌厚朴，犯之動氣。水浸擣汁，解凡石、砒石、巴豆各藥毒。天珍羅浮所産青肉者功更勝。

大豆黄卷 壬癸日水浸黑豆發芽 甘平。治濕痺筋攣膝痛，除胃結熱，破惡血，消水脹滿，益氣。甘益胃氣以運濕，出蘗得曲直之性，大肫肝王筋。大筋聚于膝。炒爲末，水酒調服。同大黄佐陳皮，治水脹滿。水煎調陰秋石服，治腎火冉冉上冲，腦後常生瘡，和其陰陽也。

赤小豆 即紅豆之小而色黯者。 **甘平**酸鹹。入脈升腎水以上于肺。使肺陽得陰下降入胃。**色赤**入心與小腸。 **性先升而後降。下水腫。止洩。利小便。**腎主水。心之用也。心血化生則水腑通。水用行。金爲火用而速降。 **排癰腫膿血。止消渴。腹脹滿。熱毒。關節煩熱。**皆濕鬱成熱 **治難產。下胞衣。通乳。解酒。久服令人枯瘦。**以滲洩太過也。得通草下氣。得桑白去濕痺。得鯉魚鯽魚黃雌雞利水消腫。治腳氣。雞子白調末箍一切毒腫。百藥莫及。但極粘干難揭。入苧根末則不粘。以袋盛之。朝夕踐踏。治腳氣。水煮浸足。治腳腫入腹。 劉潛江曰。氣出水中。水出氣中。赤豆乃腎之心穀。兼入肺胃。使陽得陰化而水。裕陰又即化干陽而水行。故治水通乳行血。觀腎脉由肺至心。其義可思。腎之陰氣周于胸偏于關節。乃得諸熱悉化。古人導氣除熱。追蠱散毒多用之。治陰以導陽。即虛寒嘔逆膈氣。亦與熱藥同用。蓋欲其行水化以助陽化。兼和胃氣以達血滯也。然則此味不但瀉水。實益水之氣化。氣化而血亦化矣。瓜蒂散用之以泄熱而布胸中之化也。 同阿膠治難產。虛人水腫須以補藥君之 生赤豆末敷發頤絕妙 赤豆見下十八頁

赤小豆芽、同當歸治下血腸癰。取其散蓄積之毒也。

綠豆　色綠、入肝、甘寒清心胃。主丹毒煩熱風疹。研生取汁服。解酒并附子砒石諸藥毒。一人服附子酒頭腫唇裂血流。合黑豆嚼食并煮食愈。解暑舒氣消濕治瘡消腫下氣壓熱利水。止渴治瀉痢。俱煮食。老人痳痛。同橘皮煮粥。和麻仁汁食。奔豚。連皮用。其涼在皮。去之則壅。 豆粉、解毒泄熱益氣。撲痘瘡

湯火潰爛。水調食。治霍亂轉筋。藥石發癰攻心。佐乳香入少陰走竄。甘草緩中。此爲藥毒內攻。漸生嘔吐而設。遲則鼻生瘡菌。危矣。若老人病深。必以壯胃益氣爲主。行經活血爲佐。叅以經絡時令。托毒外出爲要。粉撲爛瘡。取陳者良。又炒紫。敷折傷效。

白藊豆　甘温腥香。色黃白。秋繁。土中之金。含有木水氣。故通利三焦之傳化。和脾暖胃。入脾氣分。降濁升清。消暑除濕。止瀉止渴止嘔。治霍亂。中宮濕熱。解酒一切草木砒石河豚毒。生嚼或煮。甘能解毒。因土得木火爲體。金水爲用。生化之氣全也。多食壅氣。炒研用。生用則浸去皮。有紫黑者。入脾血分。治失血血痢。俱炒黑用。葉、治霍亂。同白梅搗。汲水調下。痢後轉筋。入醋搗汁飲。消毒。花消瘀腫。治跌打。根去腐。治白濁。

粟米古名粱。即小米。甘鹹微寒。養脾腎之陰。以化胃陽。故去脾胃熱。以益氣。止渴。止痢。治霍亂反胃。皆水土不合。胃陽不行其化也。○取粉水丸梧子大。煮七枚。內醋吞之。利小便。水土合。則由胃歸腎。况此味甘淡。又能滲泄。壓丹石熱。解小麥毒。發熱。有青黃赤白黑諸色。陳者良。霍亂大渴。水煮食。○青者合車前。治血淋。又明目。黃的為上。

薏苡仁即苡米。甘淡微寒。稟夏長秋成。熱浮之氣。歸于凉降。稟陽明金土之精。金能制風。土能勝濕。胃陽不虛。則能達脾氣而上。不致濕停化。熱胄陽不。疕則能達肺陰而下。不致熱盛化濕。主筋急拘攣不可屈伸。

治筋必取陽明。濕去土健。筋骨自利。○寒則筋急

熱則筋緩。大筋受熱弛縱。小筋亦若攣急而不伸。

故宜之。若因寒筋堅強而急。不可用也。久風濕痺。風濕行。則不閉于脚膝。下氣。

胃陽不疕則肺氣歸腎。輕身。脾健則身輕。益氣。清熱和營。益土即以生肺

氣金清而降。則脾血活。治肺痿、肺癰。咳嗽膿血。水腫。脚氣。疝氣。泄痢。熱淋。胸痺。痿躄。胃土濕熱。上蒸于肺。則肺熱葉焦。氣無所主。失其治節。故瘆。無濕。津干便秘。及妊娠忌之。性耑泄下也。

猪肺醮苡米粉服。治肺癰肺損咯血。　以東壁土

炒過熬膏。治疝。　同牛膝入腎。同木瓜治足。同參

治心。同蒼栢治瘆。同歸芍治癰。同梹榔理脚氣。

同五加牛七地斛治筋急。　加二朮菖菊治痺。佐

附治胸痺偏緩，亦治寒攣。同郁李仁治水腫而喘。獨用多服通小便，治沙石濕淋。

根治蚘虫，取汁飲。肺癰取汁冲酒服，初起消，已潰能斂，屢効。

罌粟殻（其花名麗春，子名御米）酸濇微寒。得金水降收之氣，斂肺。劫痰。濇腸。固腎。治久嗽、瀉痢、脫肛、精滑、多尿、心腹、筋骨痛。（入腎，故治骨，以收散氣。）然必邪散無滯方宜。若嗽痢初起大忌。（久痢仍防過收，宜醋制。同烏梅用，或同四君用，自不致閉胃妨食而收奇效。）頭風痛有因肝虛不升，土无制而壅塞作痛者，宜于升散；有因肝氣疎散太過而痛，服辛散反甚者，又宜此合乳香及首烏等降收。去筋膜及蒂，拌炒，以醋或蜜或厚朴姜以變其濇，方不令人吐逆。久嗽多汗最宜。方書以之治遺精者甚少，宜存參。

御米甘平潤燥，利

二便治胸中痰滯。反胃煮粥食加參及姜汁尤佳丹石毒發不食煮粥和竹瀝。

阿芙蓉俗名鴉片即罌粟花膏製造而成性功同于粟殼而止痢止痛行氣之效尤勝。痘行漿時泄瀉用數厘極妙。忌醋令人腸斷。粳米飯同搗爲丸用一二分治寒熱百病治火痢虛滑名一粒金丹。

淡豆豉　黑豆本甘寒。入脾腎。蒸罯成豉。變爲苦濈能溫。能升。乃宣揚脾腎之陰氣以上奉于心。發汗解肌。麻黃發陰中之陽此發陰中之陰。治傷寒溫熱初症頭痛。脾腎之陰不能營運。寒熱皆用。如冷痰哮喘合凡砒風熱痛于上。寒熱痺之牛蒡散。熱毒痺痛之犀角散是。

虛寔并用。如濕熱寔之黃芪湯。下後脾虛濕熱下陷。變爲黑疸之白朮湯。皆用。皆脾腎之病也。餘熱鬱于脾腎者皆用之。吐汗吐下後。虛熱在心而煩。三法之後必傷陰液。故腎陰不至于心而爲煩躁。在腎而躁。滿悶懊憹不眠。合梔子用。若寒寔之煩。則用瓜蒂散。發斑嘔逆。虛熱壅逆之極。血痢下血。俱合九蒸大蒜爲丸。冷韭水送下。溫瘧瘴氣時毒。皆熱鬱胸中。非此不宣。肺積冷痰。陰雨即喘。淡豆豉一兩。砒一錢。枯凡三錢。搗丸。冷茶下。兩足疼冷。熱壅于上。陽不下歸。殺六畜毒。得葱葛發汗。可代麻黃湯。得鹽則吐。得酒則治風。得薤治痢。得蒜散血止血。炒熟又能止汗。亦麻黃根節之義。同葱白治溫病頭痛。同人中黃山梔臘茶。治溫熱疫虛煩喘逆。同甘桔玉竹治風熱燎咳。然必淡者方能吐散。惟腎獨熱而躁乃用鹽豉。發散宜陳豉。涌吐宜新豉。水擣取汁治中鳥獸肝中毒。服數升愈。又治寒鬱喉痹不語。服後取汁仍含桂末咽之。

造淡豆豉法　水浸黑豆一宿淘淨蒸熟攤干蒿覆後發黃取曬簸淨入甕中築實桑葉厚蓋泥封七日取出曬一時。又酒拌入甕如此七次再蒸去火氣收用。江右製者良。

神麯　辛散氣。甘調中。溫開胃。耑于消化水穀諸積。滯。除消化外並無他長。治痰逆。霍亂。癥結。瀉痢。瘧。脹滿。大便秘。疝。皆消化之效。回乳。炒研酒服二錢日三。墮胎。產後血暈。消瘵末服亦良。癥。亦治目病。精裨于穀消化則精易成而目乃明。生用能發生氣熟用能歛暴氣故磁硃丸生熟并用。○昔有傷粽成積者。佐此些木香。鹽湯下數日。口中聞酒香。積遂散。同麥芽干姜烏梅蜜丸。米飲下。治脾胃虛食不化或加草菓白朮蓮肉。胃能行氣于三陰三陽。人有病多藉胃氣之充以治。每于主劑中佐之甚妙。但無積而久服則消人元氣。故脾陰虛而胃火盛者勿用。傷食亦宜助胃。不得耑事尅削

造麯法五月五日。六月六日。六神聚會之日。此日辦藥料。至上寅日踏麯。或甲戌庚三寅日爲三奇。在于三伏內修合亦可。用白麵百斤。象白虎配肺。赤豆末象朱雀配心。四兩。杏仁泥象元武配腎五兩。青蒿象青龍配肝。蒼耳象勾陳配胃。野蓼象螣蛇配脾。各汁三升。三升當今一中碗。通和作餅。麻葉包罯。俟生黃。晒干收之。陳久者良。人身水火合化之真氣。升于肝之生氣。并于谷氣。出于胃陽。根于脾陰。以上統于肺。必六象具足。而真氣乃全。然肺爲氣之。主脾胃爲氣之充。故以白麵爲君而脾胃兩土

全。列。以。宣陽中之陽。故。力勝酒麴之蓄陽而達陰也。原名六神曲。今。人除却六字。只名神曲。任意加至數十味。如五苓散平胃散及麥牙穀牙史君腹皮砂仁白叩丁香木香大黃黃芩藿香付艮姜與發散補氣破滯消積破血等雜投。其尅破太過。夫損元氣。今人喜其香。而用之。其自奉肥甘者。雖取快一時。而遺害不淺。夫赤豆白麵屬五穀。合諸味以發之則速于消化。若辛散補養及雄烈攻堅之藥一經署發。失其本性。變爲臭腐穢濁之物。傷脾防胃。所不待言也。

紅麴。粳米飯加酒麴窨造。變爲真紅。能走營氣。以活血。燥胃消食。凡七情六慾之病于氣。以致血澀者。皆宜佐之。故治冷滯赤白痢跌打損傷經閉產後惡血。營血精液所化。漸由黃而變赤。皆真氣之所薰蒸而成。若因寒因熱因濕阻其氣化則血不行故即以薰蒸之氣所造者爲之轉化其氣以活血是氣爲血先之義經日血者神氣也治氣以化血與破血不同紅入米心福建所造陳久者良性温燥能腐生物成熟故魚肉鮓用之

酒麴亦消食

但力峻傷胃

膠飴糖 者一名軟糖硬者名餳糖 麥穀芽合諸米煎熬而成麥與穀本甘温入脾藉烹煉則大温故能大暢脾氣補虛冷且煎熬取汁爲之精微所化宛似水谷入胃醞釀作汁變化可以成精成血和而且潤故緩中止腹痛建中湯用之潤肺止咳益津由氣化之液還以益氣生津止吐嗌血消痰脾氣暢則血液化熬焦酒服能消食積下瘀血昔有箭頭留肉中痛不能拔以此塗之痛

鹹可拔亦化血之方也解附子烏頭毒化血中之凝則毒不留且甘能解毒拌輕粉熬焦為丸治鹹哮含化大吐稠痰而愈但屬土而成于火甘緩濡滯大發濕中之熱凡酒病牙疳中滿嘔逆腎病建中湯治尺脈不至是實土防水非伐腎也勿用即應用過食亦助火損齒生虫

醋即酢一名苦酒米釀而出入脾生血苦泄酸收溫散能斂肝陰以去熱又能散肝陽以化瘀收咽瘡下氣消食食斂縮則消行濕消毒鎮虛風發汗開胃氣木氣達則土氣化散水氣治心腹血氣痛磨青木香服產後血暈以火淬醋

使聞其氣心中酸水痰飲癖血堅塊煮大黃。散結氣。鬱痛。煮香付。口瘡漬黃栢含。敷瘤磨南星。○癰調各藥。湯火。○皆取收斂熱散瘀解毒。塗蜂蛇傷調雄黃末。跌打積血。○調麵殺魚肉菜蕈諸虫毒。○多食傷筋。○收縮太過也。○調胡粉滴鼻止衄。喉痺咽痛用之探吐。調雀屎能穿瘡。調釜底墨消舌腫。調泥塗湯火傷。疔腫初起。用麵圍瘡。以針亂刺瘡。取滚醋淋圍內。冷即易。三度愈。人知酸能收。不知能散。書曰。曲直作酸。言木初出地。曲而又直。陽氣方舒。未離于陰。是以酸也。經曰。以酸收之。又曰。酸苦涌泄為陰。可知飲陽之淫。以歸陰。即能散陰以舒陽者。皆酸之用也

造醋法晚米煮飯攤冷罨三日出黃晒簸每飯一碗冷水二碗。另新飯二碗酒麴四兩入甕封一七後每日柳木攪之四十九日去渣煮熟。其醋成矣。或用炒米為之更酸。初則苦。故

曰苦酒。入藥以米造陳久者良。若酒飴所造則酸甜功薄。世有肝虛易感風寒者，醋煮椒雞蒜葱熱食汗之即愈，此以助生發之氣也。若肝火易動人切忌，脾虛人亦忌其助肝。多食損齒傷筋。

酒 酒類多種，蘊釀各異，味亦各殊。甘甜者醇而緩，曰無灰酒，方可入藥。辛苦者熱而散，新者毒，陳久無毒，紅者通血脈，白者升清氣，厚者熱滯，淡者利水。至其扶肝氣，悅顏色，少飲則和血行氣，壯神禦寒，辟邪穢，煖水藏，引藥力上行及走表。過飲則耗血爍精，動相火，傷肺金，生肝怒，長脾痰濕，則諸酒一也。醉當風卧成惡風，醉浴冷水成痺痛，醉飽飲水成癖積，醉飽就床熱壅三焦，傷心損目，夜氣收斂，醉飲以亂其清明。則濕停傷中。俱宜切戒。酒後食芥及辣物。緩人筋骨。酒後嗜茶。膀胱冷痛。脚氣水腫攣痛痰飲 **畏枳椇葛花赤豆花綠豆粉。**寒勝熱也 **得鹹卽解。**酒性上。鹹潤下。水制火也。 按古人惟以麩麪和蓼汁造麯。假其辛辣之力。蓼本解毒。清香色金黃。飲之至醉。不頭痛。不口干。不作瀉。用糯米以清水合麪麯而造。不入諸藥。所以功力和厚。今則麯用群藥。各有不同。故功力各異 黑豆炒焦淋酒飲。破血去風。治中風口喎。陰毒腹痛。及尿血産後各病。

焚酒卽火酒得火則焚 **甘辛大熱。有毒。勝濕祛寒。故開鬱。消冷積。冷痛。**入鹽飲之 **通膈噎。散痰飲。止瀉痢。陰毒。殺虫。辟瘴。**皆勝濕之功。 **利小便。**和水飲使之下行。 **堅大便。**熱能燎金耗血。 **目赤腫痛。**入鹽飲之能引鹽通行經絡。使鬱結開而邪熱散。而鹽又卽抑之以下降是先誘之而後奪之也兼洗之良。與姜蒜同食令人生痔　和甘菊蘇葉陳皮湯飲則散寒兼行氣濕熱不留于腸胃是用金水以合于火使元氣有所統也妙妙　高糧酒功同又治霍亂嘔吐止痢

淅江紹酒、白麪白糯米釀成。但有蜆灰少益人不若家釀糯米酒不犯藥物又無灰溫中益氣粵中客家黃酒以家麴自釀糯米尤佳比金華酒更勝

木瓜酒甘溫活血絡利小便走大腸通經利濕。

金華酒即東陽酒用麪麴蓼汁拌造假其辛辣之力解毒之性爲之雖少酸而清香遠達色黃瑩徹

飲之並不頭痛口干因其水重于他水得水土之美也○江西淅江等處麻姑酒用百藥製麯而造殊不足尚○紅麯酒大熱有毒破血辟山嵐寒氣治跌打但發脚氣腸風下血痔漏哮喘咳痰飲人均忌○暹羅酒用檀香等三蒸而成酒力極大價極貴去積殺虫極驗○家浸菉豆酒久則色清味純升清解毒但服温補藥飲之則減力惟和糯米釀成則煖胃扶脾用黑豆釀成者更能治產後百病去風升陽○杞子酒補虛損去勞熱健腰膝止

肝虛目淚。菊花酒去頭風明耳目去痿痹。葡萄酒補氣調中而性熱。桑椹酒補五藏明耳目。桑寄酒祛風濕益筋骨安胎補血。凡酒甜而有灰者皆能聚痰傷脾味太辛者皆令頭痛口干。過飲則相火妄動肺金受灼由是痰嗽困倦嘔吐昏狂善怒喘衄精枯無所不至矣。

酒糟　辛熱除冷而助濕病水腫勞嗽吐血均忌。淮敷風寒撲損行瘀止痛及浸水洗凍瘡敷蛇咬叮蜂毒効。

赤豆　甘酸平。無毒。解小麥濕熱。清便血。豆芽更妙。利小水。同鯽魚或雞。消水腫。治肝黃成消渴。同鯉煮。但走精液。多食則肌瘦。忌同米煮食。其花同葛花煎解酒。赤豆同土鯪治痞積。積久干瘦則同肥肉。

蠶豆　甘辛平。無毒。平胃氣。和臟腑。多食滯氣成積作痛。治誤吞針。同韭食即針從大便出。皮煅灰治天泡瘡。

豆醬　甘鹹平。無毒。殺魚肉菜菌百藥毒。調五味。和藏府。殺虫。除煩熱。但發瘡動濕。腫脹五疸咳嗽人忌。勿同鯉魚煮食。豆同麵製良。米製次之。醬油性味尤美，而功用俱同。

芝麻油　經火炒熟而後榨油，世說以為性冷，謂芝麻得火愈涼，故殺五黃、諸虫，下三焦熱毒。吾恐未必。今調物食每生用，若以之煎物，味焦而熱可知。煎煉必熱，惟久蒸則性平，久貯不蒸則反生而冷，如棗仁炒越宿而復生，此物性使然。餘詳上胡麻條下。

造鹹豆豉法　法本康伯　用黑豆、醋、酒拌，蒸晒干，和香油又蒸晒三次，加姜、椒末，量入鹽，罨成，調食物。能調中下氣，殺虫魚、六畜毒。前法淡豆豉入藥宜之。

豆腐　甘鹹寒。小毒。寬中益氣。和脾胃。消脹滿。下大腸濁氣。清熱散血。解硫黃毒。多食動氣。發頭風瘡疥。杏仁、蘿蔔可解。○鍋中凝結面上者揭取名腐皮。和食物益人無毒。

粉皮　菉豆粉所製。甘淡涼。無毒。解酒、及厚味飲食熱毒。多食難化。令腹痛泄瀉。食杏仁可解。　菉豆粉絲功用亦同。

糯稻根鬚　甘辛平。無毒。入肺腎。補氣化痰。滋陰壯胃。平肝去風濕。陰寒安胎。治凍瘡刀傷。

黃大豆即白豆。甘溫無毒。寬心脾中氣。利大腸。消水脹滿腫毒痘瘡。

穭豆 甘苦溫。健脾。除風。利濕。消腫。

本草求原卷十五

菜部

韭 氣溫。初微酸、肝之菜也。後辛。是上承肺陽。以達陰。為血中行氣之品。生則辛而散、血。治血留胃口作痛。及吐衄撲打下血尿血噎膈亦瘀血在胃所致若胃虛而噎勿用。俱韭汁和童便飲。停瘀反胃及瘀帶血絲。皆血滯瘀也取汁童便和乙金末服。熟則甘而補。除心腹痼冷痃癖。助腎益陽。丹溪曰心痛有因死血留胃者韭汁桔梗加入藥中開提氣血。有腎寒、氣上攻心者韭汁和五苓散為丸茴香湯空心下。反胃宜牛乳加韭汁姜汁細細溫服。蓋韭汁散瘀姜汁下氣消瘀和胃牛乳解熱潤燥補虛也。噎膈胸痛食入即吐。取汁和塩梅鹵汁服。亦散熱消瘀之意耳。　韭作羹和醬食。不用塩食至十斤。消渴自止。爲其本於陰中之陽以達陽中之陰也。　痔瘡痛泡韭湯熏洗數次即愈脫肛亦可

解藥毒食毒狂犬蛇虫毒。多食神昏。冬韭不可生食動宿飲必吐

○韭子　辛甘而溫補肝溫達三焦。令肺胃合氣下降以歸于命門治夢洩遺精溺血溺數遺尿。白帶白淫。筋痿。下元虛冷。煖腰膝。肝主溺腎主精肝與命門通。而三焦爲命門之使。經曰三焦者中瀆之府水道出焉。韭子得降收之氣以故下焦之用能化水而出。即能約水之行。肝不疏洩。則腎精益藏。經曰足厥陰病則遺尿。思想無窮。入房太甚。發爲筋痿及爲白淫。同龍骨桑蛸以治諸病。

同故紙爲末。滚水下。治莖強

不痿精流刺痛是其治下焦皆元陽虛而有滯以爲漏者得上焦辛甘施化而病愈通上以揖下也蓋韭之功在辛温散結子則包含少火未散故收精壯火　陰虛有火人勿用多食令人昏燒烟薰牙虫亦傷骨壞齒　蒸晒炒研用　花能動風清明後食韭佳五月及霜後忌多食食之口臭諸糖可解

薤白俗作藠子辛苦温滑温中助陽祛風散結下氣治胸痺刺痛仲景有栝蔞薤白白酒湯泄下焦大腸氣滯生肌續筋

骨。治冷洩洩痢下重。氣滯所致。四逆散加此。脚氣。喘急。安胎。易產。皆滑泄之功。奔豚氣痛。搗汁飲。霍亂干嘔。煮濃頓服。救卒死。生汁滴鼻中。赤痢。同黃柏煎汁。吐胃中痰食虫積關膈。搗汁生飲。塗湯火瘡。和蜜搗。金瘡瘡敗。辛泄氣散血溫長肉

葉、光滑不貯露、亦治肺氣喘急。忌牛肉。同食令人作癥瘕。八月栽根。五月掘種。含金水之精。歸于木之達火之成。故能暢金氣以歸于下。

大蒜 一名胡 音筭 辛溫小毒。能導陽氣歸于五臟。以宣陰中之滯。氣通竅。凡辛香臭極、皆通竅。而此獨能引陽歸陰。治寒濕氣痛。心腹冷痛。一切痃癖。水氣腫滿。寒瘧冷痢。皆陰中無陽以

化也。二便不通。衄血。腦瀉。鼻淵。暴痢泄瀉。產後金瘡

中風。癰疽腫毒。皆陽鬱陰中也。辟邪惡。散濕。消穀化肉。磨

積。解暑。除疫。殺蛇虫蠱毒。中暑不醒。搗和地漿溫服。行諸

氣。以治有餘之病。多食生痰動火。散氣耗血。損目

昏神。陰虛切忌。搗貼塗腳心治鼻衄。及干濕霍亂轉筋。同田螺車

前子熬膏。貼臍中。能消下焦水腫。從尿而出。搗

納肛中。治關格二便閉。同黃丹為丸。長流水下

治寒瘧冷痢。搗貼足心。又治暴痢泄瀉及噤口

痢。腦瀉鼻淵。皆引熱下行也。煮水灌產後中風

先燒紅地以蒜磨地上成膏將姜蠶去頭足安蒜上碗覆一夜取姜蠶爲末嗃鼻口含淸水治頭風痛　同梔子鹽塗臍通小便　和熱土搗入新汲水取汁灌中暑欲絕　搗和麻油厚敷一切瘡腫干卽易最效　又貼瘡上灸之能消一切癰疽或曰頭上忌灸然不知痛者雖頭毒不妨昔東垣治腦疽灸百壯始知痛而愈　同薤水頓服吐腹中虫積噎膈不下腹熱如火手不可按者皆效夏月食之解暑　服雲母鍾乳人勿食犯之則腹

痛泄痢。忌韭蜜生魚同食。一法。用熟雞旦去黄。以爛蒜塡滿。覆瘡上。加艾灸之。最散毒。

白芥子　辛。降。肺温。達肝。散結。故除冷。利氣。豁痰。痰在皮裡膜外。及胸膈脇下寒痰冷涎壅塞。非此莫達。故控涎丹用之。散痛。消腫。辟惡。痰行則腫消。氣行則痛止。辛散則惡毒袪。爲末。醋調敷。消癰腫。通經絡。發汗。面目黄赤。暴風毒腫。喘嗽。痞塊。反胃。痺麻木。脚氣。筋骨腰節諸痛。痰阻氣滯。陰虛肺熱勿用。北產黄白者良。煎湯不可過熟。熟則力減。芥菜子主治畧同。爲末酒下。治反胃上氣。同白芷末。姜汁調塗脚氣。同白朮棗肉丸。治胸脇痰飲。爲末水調塗足心。治瘧疹入目，能引毒下行。同蘇子定喘，萊菔子消食，各微炒研，煮飲，名三子養親湯，治老人痰喘胸滿便秘。加蜜。研用。又治喉痺。研。陳年鹹芥菜鹵，治肺癰初起未潰，飲之吐臭痰而愈。芥本動風動氣，瘡痔便血當忌。得塩水久窨，變爲辛寒，能降散痰熱，眞良法也。

萊菔俗名蘿蔔根，辛甘，生搗汁飲，則辛全。辛主升，氣升而後降。下氣，消痰，削血，止渴，寬中，去邪熱，治吐衄血。汁和酒溫飲，兼滴鼻中。消食，制麵毒，解酒毒，火傷。雖死，灌之即甦。食物作酸，同猪、羊肉益脾胃。同鯽魚止嗽。痘疹忌之。敷跌打傷紫。散瘀。揩凍瘃。煨熟揩之。治偏頭風痛。取近蒂青色者，取汁滴鼻，左痛滴右。

右痛滴左。噤口痢。丹瘤遊風。搗塗。解附子毒。但耗氣傷血。與生地首烏同食。白人髭髮。生姜能制其毒。夏月多食其菜。冬不患痢。冬月取菜葉陰干。或攤屋瓦上任霜雪打壓。至春收之。赤痢沙糖煮。白痢糖霜煮服。初痢最宜。久痢胃虛勿用。口含萊菔。或飲其汁。可辟烟薰。根熟食則辛去甘存。反滯膈停飲。或謂熟降者謬。其子。微甘而辛。利血中之氣。生則升。能吐風痰。以水擂取汁。和香油蜜溫服。鵝翎探吐。散風寒。寬胸膈。發瘡疹。炒熟則降氣。殺辛燥以和平。火金相合。則液化血而不化痰。消痰定喘。炒研。和皂莢灰姜汁蜜為丸。白湯下。治麵積氣脹氣蠱。以汁浸砂仁一夜。炒干。再浸再炒。凡七次。為末。米飲下。如神。風秘氣秘。搗水和皂莢末服。立通。下痢後重。止氣痛。消麪食。下氣甚速。氣行則痰化。故丹溪謂其治痰則破墻倒壁之功。虛人忌之。葉莖溫膈下氣。久露晒干食。永無喉疾。

葱　生辛散。熟甘溫。白冷青熱。傷寒方中不得用青。外實中空。肺之菜也。肺主皮毛。其合陽明。大腸故發汗解肌。以透陰中之陽。直達巔頂。仲景白通湯通脈四逆湯並加之以通脈回陽。益目睛。白睛屬肺。利耳鳴。陽上達之效。通二便。葱管吹鹽入玉莖中。治小便閉及轉脬。上達則下通也。治水腫。陽氣通則氣化而水行。合鯉魚同赤小豆桑白、白朮、陳皮煮食。最消水腫。治傷寒頭痛。連根用。女勞復腹痛卵腫。取汁和醋服。妊娠傷寒赤斑變黑。煮葱白熱服取汁。時疾熱狂。陽透則熱除。陰毒腹痛。厥逆卵縮。蔥白安臍上灸之熨之陽透則陰不滯。脫陽。肢冷脈欲絕。熨臍後以蔥汁和熱酒灌之隨服四逆湯。治吐血衄血。尿血。便血。赤白痢。蔥煮粥薤粥俱佳。氣為血帥。氣通則血活也。金瘡折損血出。煨研同白糖封之止痛無瘢。乳癰風痹。通乳。安胎。合香豉阿膠用。風邪喘嗽。同橘皮用。風濕身痛。取汁入香油少許煎。調乙金川芎末服。便毒初起。取根和蜜搗敷之。陰囊腫痛。小兒盤腸。皆陽鬱陰中。飽食房勞。血滲大腸。便血腸澼。成痔。取根。干為末溫酒下。解藥毒。魚肉毒。蚯蚓毒。狂犬毒。氣通則毒解。服地黃常山玉桂者。犯之無效。同雞雉犬肉食則動血。同蜜食殺人。同棗食令人病。多食令虛氣上冲。葉專散血氣。葱根專行經絡。葱花主心痺痛。葱子明目補中氣。患外痔者，先用木鱉煎湯薰洗，以青葱涎對蜜敷之，其凉如水。水病足腫，煮湯漬之，日三度佳。小便閉，小腹膨急，氣上冲心，此由氣鬱乘膀胱而冲胞系不得正也。合陳皮、葵子煎服，或合桃柳枝、木通、川椒、枯凡、燈心煎薰洗外腎，避風。表虛易汗人忌之。

薑

生者味辛。屬金入肺太腸，若微辛則爲土中金入胃。氣微温。初春之木氣入肝膽，若大温爲熱則入心益火。無毒。久服去臭氣。臭爲濁陰之氣，姜能扶陽抑陰。通神明，開五臟六腑，通四肢關節。經曰：毛脉合精，行氣于府，府精神明留於四臟。言神明爲陽氣之靈。必金火合而陽氣通。乃得暢達。姜苗于夏。芽于秋霜後則多筋无姜。是金以火始。火以金終。故能暢金氣。以全火之用。**開胃止嘔吐。**吳萸湯用之。陽氣流行。胃氣自降也。**消痰下氣。**陽和健運則濕去而痰自消。**並咳逆上氣。**辛和肺衛。合大棗之甘以養心營。則營衛調。而氣自通降。故桂枝等湯用之。按同大棗。又能行脾胃津液。使濁氣散而不上逆。不特嵩于發散也。故爲治嘔聖藥。同白芍則溫經散寒。**利水止汗。**肺爲水之上源。肺氣行則水利汗止。故眞武湯茯苓桂枝湯用之。今人罕知。**止利。**少陰之氣上交于胃則止。故吳萸湯用之。**凡中風中暑中氣中惡中毒干霍亂一切暴病。合童便立解。**姜開痰下氣散邪。童便降火。凡早行含生姜。不犯山嵐濕霧惡氣。**行血痺。**去穢惡上沖**療狐臭。**

姜汁頻塗搽凍耳熬膏搽。殺半夏南星菌蕈野禽毒。禽食半夏則毒。搗汁、和明膠熬貼風濕痺痛。久食兼酒則患目發痔。積熱故。瘡癰人食之則生惡。內妊婦多食令兒歧指。象形也。

生和半夏主心下急痛。汁和杏仁煎成膏治一切急痛氣實。心胸壅隔冷熱氣。汁和蜜食治中熱嘔逆不能下食取姜治嘔奄和胃也。姜汁大走經絡。與竹瀝則去熱痰同半夏則去寒痰。汁和酒露一宿飲之止痰瘧。和餳煎食止咳嗽同醋漿止嘔殺虫。同半夏煮汁。治心下痞堅嘔噦

姜皮行表。和脾。行水。治浮腫脹滿。以皮行皮。故姜留皮則熱減。去皮則守中而熱存。連皮生晒干功同生

姜。可入丸散。較干姜則不熱。生姜治表實氣壅之嘔。若胃虛氣不行而嘔。宜主以益胃之品。○煨姜。則降而不升。止腹痛泄利。扶脾氣。散鬱結。故逍遥散用之。同蜜治風熱欬逆痰結。取蜜之潤以和辛散也。然陰虛咳嗽者。終非所宜。　秦椒為使。惡芩連夜朋砂。

干生姜。水浸去皮。再浸再刮皮。晒干。甕中釀三日。**氣温。**温而不大熱。得春天冲和之氣。入肝木以和胃。**味辛。**得陽明燥金之味。使金生水而轉潤。**無毒。為臟寒要藥。主胸滿。欬逆上氣。**胸為肺分。肺寒失下降之性。則逆而滿。**温中。**土虛則中寒。**止血。**陽虛陰必走。得煖則血自歸經。**出汗。**雖去皮而生干。其走表不畏。且更熱。**逐風濕痺。**寒邪留于筋骨之病。**腸澼下痢。**寒邪陷于腸胃之病。○仲景治少陰下痢便膿血。桃花湯用干姜不炒。因外邪內干也。**同五味温肺。同人參温胃。同**

參引血藥入心肺生血。治血虛發熱。肺得腎氣上至，下降入心，而合于胃汁乃成血。是火中之水藉肺母以生化也。同橘皮、台烏、白叩除胸滿欬逆上氣。

炒干姜味變苦。屬火治氣虛之裡寒。氣者火之靈，生于火而統于金。生者暢金之氣以全火之用，炒者守火之體以全金氣，故無論純寒、與中氣虛而化熱，須此守中。生散而熱宗也。主一切沉寒痼冷，心下寒痞，目睛久赤。虛火上浮之病，若血虛生熱之病，宜與陰藥同用，爲反佐以生血。此皆取其雄烈之用。故本經申言生者尤良，言不論外內寒，皆可用生也。今人則以氣虛中冷生用，惧其散氣。至血虛發熱、產後大熱及氣虛化熱。以致傷血。而唾血痢血吐血。必須以童便加炒至略黑。以殺其辛味。蓋肺虛不能驟用過辛也。同四物加牛七。治産後惡血。血虛發熱。同參甘芪升冬芎生地榆。治腸澼下血　金匱治肺痿炮姜合甘草。即此意　後世遇失血。每用姜炭。以爲火從水化。使浮陽不僭。而血自止。不知姜炭全失姜之本性。止宜炒以守中。配入涼血之味。使寒不凝而血乃和。葉天士亦謂炮黑入腎。陋甚。傷寒熱痢。仲景用赤石脂丸以炮姜配川連當歸。于此可參　炒干姜末。白餳爲丸。米飲下。治寒痢水瀉。胃虛少食。難化冷痰吐逆。　黑姜末。米飲下。治血痢。酒下。治寒瘧。過用涼藥。血不止。脉反緊疾者。宜炮姜炙甘

大茴香古作蘹香 俗名八角辛熱。入心腎小腸膀胱。煖丹田。補命門。散一切寒結。凡陰虛肝火從左上冲頭目。必用與吳萸玉桂皆治肝。吳走腸胃。桂走肝藏。茴走經絡。常治癩疝陰腫。小腸冷氣。炎治腰痛泄瀉。開胃下食。調中止嘔。火生土則運化止呃腹痛霍亂。同砂仁食塩用腎氣冲脇。喘息不便。生研熱酒下

按茴香本舊根而苗于冬。能回陽于剝落之時。故能補腎中陽氣。而膀胱遂藉之以施化。且其味辛中有甘。而後微苦。辛而甘。則能達腎陽以歸屯土故爲調脾胃之妙品。由甘而苦。故又能下歸以宣小腸火 太陰陽明厥陰之筋。俱絡陰器。脾胃爲腑之用。

寒水收引。則陽氣下。陷鬱于陰中。而任與厥陰之脉。亦不得伸。故為疝痛囊腫。此味暢小腸之火氣以行膀胱寒水之化。而後厥陰風木。乃得布其出地之陽。世人以疝多濕熱。不宜用。不知皆由陽虛致寒鬱而生濕。濕鬱乃生熱。必須此香辛之品。散外寒以冲內熱。更佐利濕熱之味。以奏功。一人臍下築築。喉癢。心下痛滿嘔吐。眉疼目不欲視。頭不舉。神昏惡食。睾丸控引。尿數少。脉沉弦而濇。此因憂鬱寒濕乘肝而為疝也。以吳萸佐姜桂茴楝及治氣引藥治之。肝苦急。以辛散之也。合故紙玉果炒米治脾腎虛少食。餐泄。酒炒同川練荔橘核桂蒼川瓜牛七。治寒濕成疝。同麻仁八五苓散以葱白田七湯下。治二便閉。鼓脹氣促。塩炒為末。糯米糕蘸食。治小便頻數。同川楝炒為末酒下。治腎消飲水。小便如膏。同杜仲炒入木香為末。水酒煎服。治腰痛。炒黃用。得酒上行。得塩則入腎而降濁陰。

小茴　辛平。理氣開胃。治脇下刺痛。一兩炒同麵炒枳殼五錢為末塩酒調下。祛蠅辟臭食料宜之。大茴性熱多食傷目發瘡亦治寒疝。隔紙焙燎研。按小茴最調胃故拾遺用治小兒氣脹霍亂嘔逆腹冷不下食。

茄子。甘寒而熟于秋能降肺陰入胃以化血故主散血止痛消熱毒瘡腫生茄去瓤合于瘡上。大風熱痰。老茄以瓶盛埋地中經年化為水入苦參末為丸酒下。腰脚血熱生風致拘攣筋急疼痛血不化則病風風藏即血藏也以茄煮濃汁入生米粉熬膏和射香硃砂為丸糯米酒下。若因寒濕而血不化又宜達陽行血為主少佐此味入血以行金土之化。但性寒利多食腹痛下利大腸滑者忌之女人能傷子宮難孕發動風氣痼疾秋後多食損目老黃者燒灰治乳裂。入藥多用黃茄，宜九月黃熟時收取，洗淨陰干。難孕人忌。茄蒂、治腸風下血、血痔。燒灰米飲下。口菌瘡䘌。燒灰擦。擦紫白癜瘋。紫癜用紫蒂，白癜用白蒂，俱生切，點硫黃末擦，取其散風毒瘀血也。治對口瘡。腦疽。生茄蒂、生首烏等分，煎飲。初起以蒂燒灰，酒下，卽消。茄根、治中風寒濕諸證。鶴膝風。癘風。用白根爲君，同風濕藥浸酒。散血消腫。宜赤根。治血淋。同葉干爲末，塩酒任下。下血血痢。陰挺。燒灰、紙捲揷入內。齒䘌。連根樹燒灰敷之，先以蜂房煎湯漱過。口中生蕈。或根或子燒灰，塩等分，醋調擦，先用醋漱口。諸瘡腫疔瘡。燒灰淋汁，調各瘡藥。煮湯漬凍瘡皴裂。茄根用馬屎浸三日，晒炒爲末，点牙卽落。茄同蒜食發痔痛舊根尤甚。

馬齒莧（一名九頭獅子草。又名命菜。以其難燎也）酸寒。（含水氣以滋肝）常入血臟。散血消腫。（多年惡瘡敷三二次即愈。燒灰煎膏塗禿瘡濕癬）利二腸。解毒。治破傷風、屬半表半裡者（頭微汗。身无汗。地榆、防風、地丁香同此等分末。米飲下）。殺虫。治血瘤。諸淋。疳赤白痢。赤白帶下。（俱取汁合雞子白溫令熱服）血癖。小兒丹毒。（與熱淋俱取汁飲。以渣敷之）滑產。治足趾甲疽腫爛。（陰干一兩。青木香、塩各二錢半。燒存性。加朱砂敷之）解馬汗。射工毒。（塗之）封丁腫。（先灸之。乃燒灰和梳垢封之。根即出）有大小二種。大者無用。葉小而節間有水銀者入藥。去莖用。

不可與鱉同食。食成鱉瘕。同蜜敷惡瘡爛腳妙。

淮山一名薯蕷。又名山藥。又名山芋。**氣平。**得秋分之凉氣。色白而潤入肺。**味甘。**得土之冲氣。入脾。**無毒。主傷中。**脾位中州而統血。血屬陰。中之宗也。甘平益血。故主之。**補虛羸。**中血足。則肌肉豐。**除寒熱。**肺氣虛則寒。邪生。脾血虛則熱邪生。**邪氣。益氣力。**脾血足則四肢健。肺氣充則力倍。**長肌肉強陰。**陰者宗筋也。肝主之。此物多脂液。又能補腎填精。精足則肝旺。況炒之則氣溫。又能達肝陽于上。故陰強。**久服耳目聰明。**目得血則明。耳得血則聰。**輕身不飢延年。**皆脾血旺之功。**補心氣。**肝脾腎脈皆由肺而注心中。肝陽上達肺脾腎之陰氣以歸心。則水火同和而胥益。**養胃厚腸。止洩痢。潤皮毛。散遊風。**皆由肺脾達至陰之氣徹于中外也。**益腎**

氣理腰痛。此物補血何以又補肺腎之氣蓋足三
陰皆起于下必藉肝陽上達以至于肺陰
故經曰三陰至于肺一陰為獨使一陰者肝也陰
血足而肝陽不危則清和之氣上下皆受其益故
腎氣丸 生搗消腫硬。甘凉之效带泥搗合草蔴
用之 子糯米等分水浸研敷消腫
毒及頂後結核 半生半炒米飲下治噤口痢
熟則固腸胃止瀉滲濕化痰而滞氣生則滑 千
白而堅者良 同參朮米飲開胃又和鯽魚腦搗
敷或搗和川芎末白糖塗乳癖硬塊塗之必奇痒
忍之良久即止 塩
炒滷精姜汁炒理脾 ○陳修園曰凡甘平上品之
藥本經皆提出久服二字是于無病之時緩緩塡
補與五谷之養人相佐以臻壽考也若大病之時
而徒用甘平之品則病不速去元氣日傷如五穀

為養脾第一品。豈脾虛之人。強令食穀。遂可畢乃事乎。今人每取此等及防党熟地玉竹阿膠沙苑沙参之類。加減應酹而常得盛名。誠可慨也。○按廣東甘藷色署紫。甜膩而溫。其補脾強腎之功較勝。俗人稱為山薯。須野生乃佳。但性頗滯。

冬瓜 又名白瓜 皮如霜粉。寒瀉熱。甘益脾。利二便。止渴消水腫。水土合德。則土為水主。水為土用。自不氾濫。同鯉魚蔥作羹。又去瓤以赤小豆填滿。泥包晒干。糠火煨熟培干為末。水為丸。冬瓜子湯下。以尿利為度。治十種水腫喘滿。產後痢、傷寒痢。泥包煨熟。取汁飲。止消渴。苗葉皆可用。散熱毒瘡腫。切片敷之。解丹石毒。下氣。陰虛及反胃人忌之。九月勿食。令人反胃。霜後食佳。冬瓜仁甘平。治心經蘊熱。小水淋痛。鼻面酒𤻲如疸。疼痛。黃水出。開胃醒脾。胃虛嘔吐。同參苓橘斛竹茹枇杷白芍蘆根汁。主腹內結聚、滯下膿血。以瓜子殼煎水飲。爲腸胃內壅之要藥。治煩滿腸癰。益肝明目。去黑黠。作面脂。澤肌潤顏。凡方所用瓜子、皆冬瓜子也。皮去皮膚風濕熱。洗外痔。解砒毒。熱斑痱疹。煎飲。冬瓜藤苦寒。清肝肺脾。活經絡。利關節。和血氣。去風濕。

木耳各木所生。稟濕熱之氣而生。甘溫小毒。令人衰精。惟散瘀、治五痔、燉腫、崩中漏下、一切血症最驗。炒見烟爲末，酒下一匙。　桑木耳甘平。黑者入腎，祛子藏風熱，女子漏下；赤者走肝，治血病、癥瘕積聚、寒熱無子。積聚去，則孕成。陰痛陰瘍。煅與童便炒香，付至黑，爲末，醋下，血崩奇效。金色者主癖飲積聚、腸風下血、衄血、痔血、虛勞咽痛；黃熟陳白者止久洩，益氣。　槐耳苦辛平，祛風破血，治五痔、婦陰瘡、脫肛下血。爲灰飲下，或同干漆灰酒下。　柳耳治反胃吐痰。　柘耳治肺癰欬血膿。每末一兩，同梳垢二錢，糊丸，米飲下，已成未成皆效。　石耳甘平，利二便，明目益精。按凡木耳皆得一陰之氣。故凉血止血。○木耳爲惡蛇毒虫所過者。能傷人。生搗冬瓜蔓汁可解。凡仰生及夜視有光。欲爛不生虫者。皆不可食。

蕓薹 即油菜 辛溫。暢氣宣血。散結消腫。搗貼乳癰丹毒。最效。煮食。治腰脚痺。血風。血積。難産。爲末酒下。如無子。用菜炒。接骨。同小黃米炒。加龍骨少許。醋調貼之。傷損亦效。動疾。發瘡。損陽氣。令人腹中生虫。不可多食。嗽炒同桂各一兩。良姜五錢。爲末。醋爲丸。淡醋下。治血結氣塊腹痛。

甜瓜蒂 即苦丁香 春苗。夏花。花蒂結寔。瓜甘屬土。蒂苦屬火。而氣寒屬水。是由春升達水至火夏火氣盛。以歸于土而乃際于極上者也。水火達，而胃氣乃上于肺，以布于四臟。凡食物皆然。此味治証多灌鼻中以行之，可知其能上至于肺矣。故能涌吐肺胃風熱痰涎膈上宿食。凡桂枝証，寸脉浮，而胸痞，氣上冲者，胸有寒也。夏月身熱頭痛，脉微弱者，傷冷水，水行皮中也。少陽病寒、熱頭痛，脉緊者，膈有痰也。胸痛欲人按，而反有濁唾，兼下利，寸脉弦者，未經汗下而煩躁者，皆上實也，俱宜吐之。吐亦有發汗之意。丹溪治小便不通，亦用吐法，甚至用四物、四君以引吐，皆成法也。今人但知汗下，而吐法絶置不用，致邪在上焦，久成壞症，惜哉。主水氣身面浮腫。咳逆上氣，濕氣上侵頭痛，風眩頭痛，痰閉咽塞。懊憹不眠。黃疸。喘息。皆取其苦以達甘之用也。之頤日：蒂具徹下炎上之能，使火氣達，則風與熱俱散；水氣達，則寒與濕俱除，故爲胃土除濕熱之要藥。○方用瓜蒂達胃至脘，赤小豆入肝升腎，等分爲末。或吹鼻取出黄水。或以香豉煎湯調下一　同射香細辛治鼻不聞香臭　合膩粉半錢。之治風涎氣塞卒倒，若涎不出，含沙糖即出。○炒黄爲末，酸虀水下，治風痰在隔，諸癇風癇加蝎梢，濕腫加赤小豆，有虫加狗油雄黄，甚則加芫花，立吐出虫。○但大吐亡陽，凡尺脉虛，胃弱病後，及上焦無實邪者，吐之則損胃耗氣。凡取吐須天氣清明，已午以前，令病人隔夜勿食，卒病者不拘。一女子齁喘，取吐膠痰而愈。○

蓮藕　藕不偶不生，地二之火也；莖必奇生，是天一之水也。偶下奇上，是離中之坎，必致於上也。且脉絡井然，竅穴玲徹，氣平入肺，味甘入脾，故能通竅達絡，調肺津，補中，入心脾血分。水精歸脾，上升于肺，乃入心生血，是血原于水，成于火，必賴地道上騰，中氣上達，餉是補。生食解胸熱，散瘀，取汁調髮灰，治血淋痛脹欲死，合生地、童便，治產後血悶痛，氣上沖心。止渴除煩，取汁和蜜，治時氣煩渴；和姜汁，治霍亂虛渴。治尿血熱淋，同生地汁、蒲萄汁入蜜溫服。解酒毒、硫、蟹毒，擣爛，熱酒調食。熟食甘溫，益胃消食，寬中，補心，養神。多孔象心，益氣力，心血足則力充。寔腸止泄，止怒，久服除百疾。

令人心懽益心之功。同蜜食、令人肥不生虫。生擣罨金瘡傷折。熟擣塗拆裂凍瘡。卒中毒箭。多飲藕湯佳。藕澄粉治虛損失血。吐利血。血痢口噤。頻食則結糞自下。胃自開。產後生冷皆忌。惟生藕不忌。爲其不破血也。○塵芒入目、取汁滴目中即出。

藕節 氣平、解熱。毒消瘀。血味大濇。汁和髮灰。又止上下諸脫血。經曰、血者神氣也。又曰、節者神氣之所遊行出入也。即此可知血溢用節較勝。藕節伏硫黃。宋孝宗食蟹致痢。搗藕節和酒服而愈。同荷蒂煎。或爲末。和蜜服。治暴吐血。晒爲末。以參湯加蜜服。治便血。解熱止渴。宜白花者。治血及補。宜紅花者。紅稟火氣也。

荷葉苦涼色青。形仰。中空。象震。震仰盂感少陽甲膽之氣故升發元氣以疏胃。苦入心平入胃。潔古枳朮丸用之燒飯爲丸是也。令胃厚而不內傷勝于巴豆牽牛多矣。治痘感風倒靨變黑肢冷身痛。紅背者升發散瘀。合姜蚕解結滯痘自起勝于入牙龍腦。雷頭風症。頭面疙瘩腫痛憎寒壯熱狀如傷寒不可過用寒藥。清震湯治之。用一枚合升麻蒼朮各五錢。瀉痢暑渴清熱。陽水浮腫燒存性米飲下。產後瘀痛燒灰或炒煎汁童便調更妙。吐衄血。同蒲黃爲末麥冬湯下。崩淋同黃芩蒲黃末酒下。其散瘀血留好血與藕相同但藕暢地道之陰液。此達天道之清陽爲異耳。洗腎囊風。治遺精。研末酒服極驗。安胎止崩治血痢健脾宜用葉蒂。名荷鼻取其味

厚于葉也但荷葉多服令人瘦用之煆銀銀頓輕其消爍可知○荷蒂達水中眞氣故和血如肝達腎陽而爲血臟也荷梗清心消暑通氣

蓮子 甘補脾平宣腸而濇固精得水土之精英自抽莖開花結實皆自下而上藕以偶生而奇莖直上是以地二之離致其坎一之用于上乃實中包含捲荷二枝形復倒垂有歸根復命之義蓮者奇也而心復偶是奇中有偶從上生下則地二之火下交于坎以致其用于下故能益土以行水火之升降而交通心腎安靖上下君相火邪補中養神益氣清心固精止洩醒脾止久痢崩帶赤白濁古方治心腎不交勞傷白濁有蓮子清心飲補心腎有瑞蓮丸

益十二經脉血氣。經緯貫串之餘化也。及諸血病。水中眞氣入肺以資血之始。肺陰入心以資血之化。大便燥者勿服。以其健脾堤水也。同川連、人參治噤口痢。同連、芍、扁豆、升、葛、橘、麴、甘、滑、烏梅治滯下如神。酒浸二宿。入猪肚內煮曬。酒糊丸。補益虛損。補益去皮。固精健脾連皮用。蓮子心苦寒。清心去熱。治勞心吐血。同糯米爲末。酒服。尿精。同辰砂末。白湯下。血疾渴。產後渴。爲末。米飲下。暑熱霍亂。故治心腎病。蓮子宜帶心。益脾則宜去心。又種子。以其所緼爲資始資生之本也。

石蓮。蓮子經秋老于蓮房。墮入水中。久而變黑。甘寒。清心寧神。同龍腦爲末。白濁遺精。同茯苓爲末。白湯下。此髓有熱也若腎虛而滑忌之。心虛熱赤濁。加甘草爲末燈心湯下。熱毒噤口痢。同參用。取水土之餘氣以助脾陰而去濕熱。砂盆中擦去皮留心用。石蓮入水則沉。是全歸水性寄藏之義。以鹵盐煎之則浮。是水中之眞陽得本族以柔之而生氣流動也。故落田野者。百年不壞。食之黑髮不老。肆中石蓮。產廣東樹上。大若實。不宜入藥。

蓮蕊鬚　色黃。味甘。入脾。氣溫。入肝。性濇而華于夏。是本天一之靈。而透地二之火。以麗于土。故鎮心通腎。固精。慾勤精薄而滑者宜。陽亢者切禁。烏鬚髮。止夢遺。俱同黃柏沙苑砂仁甘草魚膠五味盆子牡蠣。吐崩之諸血。兜澁之劫固矣。豈知血原于水。成于火。藉肝達水氣以資血之始。尤藉肺陰降火以資生。而中土之汁。又血之本也。肝氣達而土氣和。則血調。○忌地黃。蓮花性功同。取白花陰干用。萃仙丸用之、蓮房苦入心。温而濇。功崇止血。崩下溺血。皆燒灰用。花蕊浸酒妙。

芡實即雞頭實生水中。向日開花結苞。是禀水之眞氣而感太陽以發育。甘平而濇。故能益脾腎。助胃氣。脾受水中之眞氣以上行于胃者也。利濕。治濕痺腰膝痛泄洩。益精氣。強志。水之精爲志。言水中眞氣之靈也。合粳米煮粥食。小便不禁遺精。同金櫻膏爲丸。名水陸二仙丹、帶濁。同茯苓黃蠟蜜丸。鹽湯下。名分清丸。蒸熟搗粉用。生食動風滯胃。濇精連殼用。同秋石茯苓蓮肉棗肉爲丸。鹽湯下。治心腎損傷尿數遺精。

水蘘菜即過塘蛇淡寒。利水。治狂犬傷。取汁飲敷皮膚熱毒。

背瘡大瘡蛇傷。坐板。坐之

檸檬葉　辛甘溫。止咳消痰。順氣。

補

蓮葉　澁寒。取汁熬膏、每汁一兩加飴糖五錢。治陰虛失血。止白濁。貼蛇鱗瘡。初出卷葉、全用煎飲、下胎衣。存性治蓮蓬瘡。　花陰干貼瘡。凉心血解熱毒

治驚癇消濕。

去風疥疾。

洋茶花　淡平。白者、治白痢。紅者、治紅痢。俱同猪肉煎。或浸酒。白者妙

白菜　甘凉無毒辟魚腥和平消食解酒利腸胃多食惡心膚痒發風疾胃寒人忌（生姜可制）

芥菜　辛温無毒利九竅通肺開胃利胸豁痰除冷氣多食動風發氣昏目　忌同鯽魚兎肉食痔瘡失血人忌　葉上有紅筋者良葉有毛者勿用其心和醋食適口多食助火生痰動血發瘡酒後多食緩人筋骨

莙薘菜（俗名石菾）甘澀寒滑無毒通心開胃疏膈利水清熱痢　胃寒人忌　莖灰淋汁洗衣皎如白玉其

消削可知。

莧菜　甘冷。無毒。除熱。通竅。利大小腸。滑胎易產。青者、治氣痢。赤者、治赤痢。殺蠱毒。　但動風冷中。脾弱易瀉。勿用。　惡蕨粉。鼈肉。

菠菜　甘冷滑。無毒。潤腸。通血脉。利臟腑。清腸胃。五痔。（根尤良。）解酒。制丹石毒。　忌同鱔食。

生菜（即白苣菜）　甘寒。無毒。利五藏。筋骨開胸膈。熱壅。通經絡。快脾。令人齒白聰明少睡。　中寒。產後小腸氣痛人均忌。

黄蘿蔔　即胡蘿蔔。甘淡微温。下氣補中。利胸膈腸胃。安臟。進食。

茭筍　俗名烏茭。甘淡而冷。無毒。止渴。除五藏邪熱。心胸浮熱。腸胃積熱。止痢。多食令下焦冷。同生菜蜂蜜食發痼疾。損陽道。宜用糟食。除目黄。解酒毒。通二便。治癩瘡。

竹筍　甘淡微寒。無毒。利膈開胃。清痰止渴。利水。痰火宜用。以其清熱、清痰。有竹瀝之功也。多煮爲良。若痘瘡不起。非因血熱毒盛。不可輕用。恐滑腸也。

發熱疹癍毒化血破積又治疫病迷悶姙婦頭旋顛仆驚悸小兒驚癇○苦笋苦寒無毒解酒清熱消痰止汗明目利竅治中風失音面舌目黃○青笋甘寒治肺痿吐血鼻衄五痔○淡干者有光笋火笋等功亦畧同淡鮮笋○用水浸酸爲酸笋煮湯食止渴醒酒利膈止痢水煮洗痘疹結毒良但諸笋性冷難化不宜多食惟冬笋甘平無毒堪食無患　傷笋食香油生姜治之　另詳苞木類

黃瓜即胡瓜　甘淡寒小毒清熱止渴利水多食損陰血

發癰病瘡疥脚氣虛腫病後脾弱均忌小兒多食滑脾生疳虫　和姜醋食則水氣減又補論在下二十九頁

節瓜　功同冬瓜而無冷利之患甘淡益胃長于下氣消水

水瓜　甘凉無毒解熱凉血通經絡下乳汁利腸胃治痰火癰腫同豆豉食鹽敷血疔瘡良多食痿陽

番瓜　甘淡溫有毒助濕滯氣多食發脚氣黃疸忌與羊肉猪肝赤豆蕎麥麵同食爲食類之下品

白瓜即越瓜稍瓜　甘寒無毒利腸去熱煩止渴利水解酒

但冷中發瘡。多食令臍下癥痛。醃爲醬瓜。溫平開胃益脾。燒灰塗口瘡陰莖熱瘡。以其解熱收濕也。

苦瓜 苦寒無毒。除邪熱。解勞乏。清心明目。但苦能助火。火盛翳脹及噎膈病愈後均忌。其子甘苦無毒。解誤食疔牛中毒。擂水灌壯陽益氣。須熟赤者方能內藏眞火

藤菜 卽落葵 酸寒滑無毒。散熱利大小腸。滑脾。脾冷忌之。曾被犬傷尤忌。

芥蘭　甘辛冷無毒。寬胸解酒。但耗氣損血。病後及患瘡忌之。

萊豆芽　甘凉無毒。解酒。清熱。明目。利三焦。但受鬱浥之氣而出。能發瘡動氣。

蛾眉豆　甘微溫無毒。邊有紅青白三種。而子皆白。秋蘩冬盛。有似扁豆。故亦和中下氣。調五臟。解酒。通利三焦。金水合德也化清降濁。瘧疾忌。舊根者發舊病。

荳角即豇豆　甘鹹平。無毒。汁黑。補腎。甘補中。平益肺氣。

和五藏。調營衛。止消渴。吐逆瀉痢。解鼠莽毒。或

曰水腫尿短者忌之。按鹹平則金水合德能行注節豈有尿短反忌之理存

參。

刀豆即大弋豆 甘平無毒。和中下氣。利腸胃。補腎元。嫩時

煮食、醬食、蜜煎俱佳。老則收子。大如指頭。色淡紅。

同豬、雞肉食尤美。昔有病後飢逆不止。取其子燒

存性。白湯調服二錢即止。此降逆歸元之效也。

蕨菜 甘寒滑無毒。降氣。利水。清熱。中寒人食之

則目暗。鼻塞。瘓陽。腳弱。邪氣壅干經絡。

鹿葱花（即萱草）甘平而味如葱，無毒，爲鹿所食，最解毒，散鬱結之煩熱，消食，利濕，治小便赤澁、酒疸、白濁，利胸膈，安五臟，長乳（同猪肉），止赤痢（同猪腸），令人歡樂忘憂。○根利水，通淋，小腸氣立驗，治酒黃疸、白濁、衄血（取汁和生姜汁呷之）、吹乳乳癰（擂酒服）。一名忘憂草，金針菜即其花也。

芋

芋本作藷，因有番藷，改讀爲汚。項羽本紀士卒食芋菽。博物志芋以十二子爲衛，應月之數是也。甘溫而滯，調中益氣，止瀉，多食困脾滯氣，有黃白紫

數種紫者破氣黃者發瘡疥俱有小毒白者無毒其大如椰子者最美冬月食不發病其苗醋煮可作蔬

番薯 甘平滑無毒涼血活血寬腸胃通便秘去宿瘀臟毒舒筋絡（熱瘦以片糖煎食最妙）止血熱渴産婦最宜和鯽魚鱧魚食調中補虛 紅皮白肉白皮紅肉者勝 葉敷虫蛇傷并癰腫毒痛毒箭（同塩搗）汁塗蜂螫

香蕈（即香信 同菌） 楠木上糯米種出甘平無毒大益胃氣

亦祛風行血香能散故也其治濕熱腫脹亦香能運胃之功若各土菌因濕鬱而生必不能治矣

蘑菰（又羊肚菜　雞㙡菜）埋桑楮諸木于土中澆以米泔而生其長大色白柔軟中空如雞腿者名雞腿蘑菰狀如羊肚有蜂巢眼者名羊肚菜出雲南沙地高腳者曰雞㙡菜皆得米氣益脾胃清神氣蘑菰甘寒兼消熱痰雞㙡甘平兼理五痔下血一得桑楮餘氣一得山川靈氣故微異耳至于草菰則受陰濕而生不能益人矣

土菌各木菌附處處山中有之。得嵐瘴鬱蒸而生。甘溫或甘寒有毒。能長濕熱。寒濕令人腹痛。顱脹發痰嘔逆。或發冷氣。其在冬春未啟蟄前爲毒尚淺。宜和生姜食之。秋夏濕熱盛行所生。其毒大。且恐虫蛇經過。爲毒更甚。○松菌甘溫。治小便不禁。○杉菌辛溫。治心脾暴痛。○槐菌、柳菌、榆菌、桑菌、蘆根菌甜。竹菌、露挽勤菌俱鹹寒。去肺臟大小腸熱。治赤白痢。同猪肉食。俱朽株所生。無毒。食之無虞。得姜醋良。但恐日久虫生。味苦亦不宜食。○至皂莢、茅根、苦竹各菌有小毒食之多發瘡疥○楓樹菌誤食毒攻心包令人笑不休○凡中菌毒急以地漿糞汁或生白凡研新汲水解之○凡菌味苦或辣或夜中有光上有毛下無紋仰卷色赤欲爛無虫洗之水黑煮之不熟者皆毒能殺人聞昔有人得一大菌光潤可愛置之瓶中蠅蚋撲上卽死究其所得之處乃在古塜穴中洵爲渺枋之毒無疑○今人煮菌以紋銀器并燈草置鍋中同煮或食時以銀器試之銀色黑者勿食或煮時投以姜屑飯粒而

色黑者亦勿食。世多食菌而死。其毒甚于河豚。不可不慎。痔病、牙痛者食菌必發。

茭菰　甘澁寒。無毒。熟食壅氣。多食損齒。動宿疾。冷滞腹脹。脚氣癱瘓。臍下痛。同生姜煮稍可。崩帶、腸風。五痔、瘡癤、孕婦更忌。多食若生搗汁服。又解百毒。治石淋。産後血悶。攻心下胞衣。葉敷小兒遊風丹毒。

龍鬚菜　形如柳根。長尺餘。白色。甘寒。無毒。利水去内熱。治癭結氣。醋拌或和肉食佳。

鹿角菜　生海石間。形如鹿角。紫、黃色。甘寒無毒。下丹石積。解麵毒。散風。退骨蒸。　晒干水洗。醋拌則脹起如新。味滑美。

紫菜　甘鹹寒。無毒。去熱氣煩滿。咽喉不利。癭瘤腳氣。中寒、食之。腹痛、吐涎沫。飲熱醋可解。

甘菊苗　粵東無甘菊。惟黃菊功用頗同。初夏嫩苗葉。甘微苦涼。清肝膽熱。益肝氣。明目。去翳。同花浸酒。（加南棗、杞子更妙。）治頭風眩暈欲倒。（作羹煮粥亦可。）宜初夏采苗。陰干用。　花詳隰草部。

諸葛菜即蔓菁蕪菁　苦溫無毒。治熱毒風腫。乳癰寒熱。和鹽敷　子能明目作面脂令人面白美顔多食則氣脹。

芹菜　有二種。一生平田者、曰旱芹禀青陽之氣以生。甘辛、宣達。無毒。能清理胃中濁濕。使胃氣清純精血有賴。故治血崩赤白帶。養精保血脉。益氣去伏熱。通鼻塞。解酒止煩渴。利二腸。治黃病。令人肥健嗜食。本經所載指此。若生陂澤者、曰水芹。得濕淫之氣以生。不益人。且恐蛇虫遺毒。令人腹滿痛甚。須服鞭餳二三升。吐出方安。和醋多食。亦損齒。發瘡疥。以濕熱之氣盛也。有鱉瘕人忌之。

葫蘆瓜　有二種。甘甜者雖無毒。亦不益人。惟解丹石毒。通石淋。治大水浮腫。及水氣黃癉。二便不通。火酒浸飯上蒸食。或實糖霜煆存性用。亦必暴病實症方宜。若久病胃虛脾弱。及脚氣虛脹。犯之必致吐利不止而死。平人多食。亦傷胃。發瘡疥。苦者尤甚。其子煎汁。或酒浸。治鼻氣窒塞。少少滴入。又目疾努肉方用之。取苦寒以降火也。長柄匏瓜。性治亦同。燒存性擦腋下癭瘤。以愈爲度。

黄瓜　善解毒熱火氣。北人坐臥炕床。故以此爲珍品。至南人止堪供蔬。甚不益人。多食虚熱上逆。有損陰血。各症見前。惟老黄瓜。去子。以硝芒填滿。懸陰處俟硝出。刮下。點火眼甚効。去瓤入硝。陰干爲末。吹喉咽腫痛立愈。又治杖瘡焮腫。河水浸之。湯火傷取水搽。五月五日。碎瓜入瓶灼內。封挂簷下。取水搽。

絲瓜。　功性同水瓜。解毒去痰。消腫。主血熱各病。治腸風崩漏。疝痔癰疽。滑腸下乳。其經霜老絲瓜經絡貫串房膈聯屬。更能通入經絡。和血脉。化瘀。順氣。更解熱毒。消腫。殺虫。治諸血病。故取近蒂三寸。連皮燒灰。治痘出不快。砂糖水或米湯下。以其甘寒解毒。而無滑瀉之虞也。其立冬後小絲瓜。煆和硃砂服。則稀痘。擦牙則止風虫牙痛。葉敷蛇傷。干即并易。取汁服。蒂同金針菜。治一切喉咽腫痛。屢效。

南瓜 有二種。一種小而色紅潤。一種長大而皮白。皆甘温。入心。解毒。補中益氣。與番瓜大而皮糙者不同。蒸晒浸酒佳。

其藤甘苦微寒。平肝和胃。通經絡。利血脉。

番瓜藤　苦辛涼無毒。走經絡。治肝風。滋腎和脾胃。養血調經。

絲瓜藤　苦微寒。小毒。和血脉。活經絡。滋水。止陰痛。補中健脾。消水腫。治血枯。少腰膝四肢麻木。産後驚風。調經。其近根三五寸。存性。治鼻淵常流臭濁水。

陳于菜　苦鹹平。無毒。治肺火。欬嗽。化痰理氣。治喉疼。失音。益陰滋水。鹹故也。

胡荽卽蒝荽俗作圓緌　辛達腸胃溫香通心脾四肢消穀行小腹氣辟穢惡起痘疹凡兒虛弱及天時陰寒或觸犯不正如汗氣及狐臭天癸一切穢惡壅滯心脾致痘疹痧出不快以之挂于床帳上下兼取根葉或子煎酒數沸物蓋勿令洩氣候冷含噴從項背至足令徧勿噴頭面　春溫時及壯實胃熱勿用其子同米糠等分乳香少許燒烟熏痔漏脫肛效